DAS AMERIKANISCHE PFEILGIFT CURARE.

Von

Dr. J. STEINER,

PRIVATDOCENTEN UND ASSISTENTEN AM PHYSIOLOGISCHEN INSTITUT IN ERLANGEN.

MIT 3 HOLZSCHNITTEN.

LEIPZIG,

VERLAG VON VEIT & COMP.

1877.

DAS

AMERIKANISCHE PFEILGIFT

CURARE.

Von

Dr. J. STEINER,

PRIVATDOCENTEN UND ASSISTENTEN AM PHYSIOLOGISCHEN INSTITUT IN ERLANGEN.

MIT 3 HOLZSCHNITTEN.

LEIPZIG,

VERLAG VON VEIT & COMP.

1877.

Vorwort.

Am Ende meiner ersten Publikation über „Curare“ (1875) habe ich versprochen, das Verhalten des Grosshirns bei den Wirbelthieren aufwärts von den Fischen näher zu untersuchen und Theorien aufzustellen, durch welche einmal das späte Eintreten der peripheren Lähmung bei den Fischen und andrerseits das verschiedene Verhalten der Nerven eines Individuums gegenüber dem Gifte erklärt werden sollte. Die erste Aufgabe hat sich, wie vorauszusehen war, nur in geringem Grade lösen lassen; bei der zweiten hoffe ich glücklicher gewesen zu sein, wenn auch Manches hypothetisch bleiben musste, was ich den Leser in Anbetracht der auf diesem Gebiete sehr unzureichenden histologischen Angaben mit Nachsicht zu beurtheilen bitte. Bei der Entwicklung der Theorien hat sich immer mehr die Nothwendigkeit herausgestellt, eine gesammte Darstellung und kritische Sichtung des vorhandenen, reichen Materials zu geben — so ist diese Arbeit entstanden, die jetzt schon zu veröffentlichen, mich äussere Umstände veranlasst haben. So konnten eine Anzahl von Versuchen, mit denen ich mich schon länger beschäftige, nur vorgeschlagen, aber nicht ausgeführt werden, doch ist die Beantwortung der dadurch zu entscheidenden Fragen gewöhnlich aus anderen Versuchen möglich gewesen.

Erlangen im December 1876.

Der Verfasser.

Inhaltsangabe.

I. Geschichte des Curare.[1]

Der Admiral Walter Raleigh war der erste, welcher, das El Dorado suchend, im Jahre 1595 ein Gift unter dem Namen Ourari, das sich an Pfeilspitzen befand, nach Europa gebracht hatte; er berichtete, dass die Indianer von Guyana mit diesem Gifte ihre Pfeile vergifteten, deren sie sich zur Jagd oder im Kriege bedienten. Weiterer Erwähnung geschieht dieses Giftes in den Aufzeichnungen der Reisen von P. P. d'Acunja und d'Artieda, welche 1693 den Amazonenstrom besucht hatten; ein Pfeil, der mit diesem Gifte vergiftet in der Haut eines Menschen oder Thieres stecken bleibt, tödtet dasselbe nach kurzer Zeit; während das Fleisch der vergifteten Thiere ungestraft genossen werden kann. Nach Silvator Gilii soll das Ourari, das auch Woorara, Woorari, Wourali, Curare (wie wir es nennen wollen), genannt wird, aus einer Frucht hergestellt sein, welche Piredo heisst. J. J. Hartsink erzählt, dass die Indianer von Guyana ihre Pfeile mit der Frucht von Cururu oder Pison, auch wohl mit dem Safte von einem Baume, den sie Pougoulay nennen, vergiften und, um sich von der Güte des Giftes zu überzeugen, einen ihrer vergifteten Pfeile in einen jungen Baum stossen, dessen nach 3 Tagen erfolgendes Absterben ihnen für die Qualität ihres Giftes bürgt.

Bancroft macht in seiner „Naturgeschichte von Guyana" genauere Angaben über das Curare; danach stammt das Gift von einer Schlingpflanze, welche die Indianer Nibbees nennen; die Accawans nehmen von folgenden Lianen: 6 Theile der Woorarawurzel, 2 Theile der Worracobbacourarinde und von der Rinde der Couranabi, Baketi- und Hatchybalywurzel von jedem 1 Theil; geschabt und eine Viertelstunde lang in Wasser gekocht, werden die Ingre-

1) Encyklopädisches Wörterbuch der med. Wissenschaften. Berlin 1847. Bd. 36. S. 468.

dienzien herausgenommen, das Decoct alsdann zur Consistenz des Theers abgedampft und in dieses Stückchen von dem Cokaritoholze gelegt, an welches sich das röthlichbraune Gummi anlegt.

Schreber in seiner Abhandlung über das Pfeilgift der Amerikaner in Guyana meldet, dass den Indianern am Rio da la Plata derartige Gifte unbekannt seien, dass dagegen die Caraiben sich des frischen Saftes vom Manzanillbaum (Nippomane Mancinella Lin.) bedienen.

Während seiner Reise in Amerika im Jahre 1799—1804 hat Al. v. Humboldt Gelegenheit gehabt, unter den Indianern der Bereitung des Curare beizuwohnen. Zur Bereitung dient eine Liane, Namens Mavacure, zu der Familie der Strychneen gehörig; von dieser Mavacure wurde die Rinde der 4—5''' dicken Zweige geschabt, mit Wasser gekocht, das Decoct eingedampft und dann mit dem ausgepressten Safte der Kiracaguero versetzt. Getrocknet sieht es dem Opium ähnlich, zieht leicht Feuchtigkeit aus der Luft an, hat einen bitterlichen Geschmack und gilt für ein Stomachicum.

Nach Waterton komme die Liane Wourali in den Wäldern von Demerara und Essequebo vor, ausser ihr kämen noch zwei unbekannte Wurzeln von bitterem Geschmack und zwei Zwiebelgewächse zum Originalgifte.

Hr. v. Martius hatte bei den Juris Gelegenheit, der Zubereitung des Urari-üva beizuwohnen. Die Basis desselben lieferte dem am Yupurá wohnenden Völkerstamme ein dünner Baum, Ronhamon gujanensis (ein Strychnos L.), der in der Tupi-Sprache: Urari-üva heisst. An einem anderen Orte nennt derselbe Berichterstatter den von den Juris angewandten Ronhamon gujanensis einen wahren Strychnos, der jedoch keine Schlingpflanze, sondern ein dünner und kleiner Baum mit wenigen ausgesperrten Aesten sei.

Richard Schomburgk hat auf seiner Reise in Guyana 1840 bis 1844 die ächte Uraripflanze gesehen, die er Strychnos toxifera nennt. Der Stamm, zuweilen von der Dicke eines Mannsarms, windet sich, die Rinde desselben ist rauh und von dunkelgrauer Farbe; die Zweige sind dünn, zum Ranken geneigt; die Rinde der jüngeren ist braun und wie die Blätter behaart; die gegenüberstehenden Blätter sind gerändert, fünfnervig, spitz-oval und von dunkelgrüner Farbe. Die Zubereitung des Giftes ist nach der unmittelbaren Anschauung von Richard Schomburgk folgende: Von den jüngeren, in 3—4' lange Stücke geschnittenen Trieben dieses Strychnos (so lange sie noch safterfüllt sind), wird die Rinde und der Splint abgeschält; diese werden sodann in kleine Stückchen zerschnitten, und mit anderen, ebenfalls geschälten und zerschnittenen Rinden, in nachstehenden Verhältnissen gemengt und 48 Stunden lang mit Wasser gekocht.

Der Macusi-Indianer nahm von der

	Urari-Pflanze (Strychn. tox.) . .	2 Pfd.
vom	Yakki	1/4 „
„	Arimaru.	1/4 „
„	Tarinong	1/4 „
„	Wokarimo	1 Loth.
„	Tararemu	1 „
„	Muramu unbestimmte kleine Mengen.	

Als allgemeines Resultat ergiebt sich, dass Curare ein Kollektivname ist, der bei den Indianern Südamerikas einer Reihe verschiedener Pfeilgiftarten zuertheilt worden ist. Am wahrscheinlichsten stammt das wirksame Princip von Strychnos toxifera, ohne dass das Curare indess Strychninwirkungen zeigt.

II. Physikalische und chemische Eigenschaften.

Das Curare ist eine schwarzbraune harzige Masse und löst sich in Wasser nur theilweise auf; es bleibt immer ein Rückstand, welcher unwirksam ist. Die Hitze hebt die Wirksamkeit nicht auf, dagegen scheint es an Wirksamkeit zu verlieren, wenn es längere Zeit in Lösuug aufbewahrt wird. Als Curarin ist das wirksame Princip des Curare von Preyer dargestellt worden; ein Alkaloid mit der Formel $C_5H_{15}N$; es ist leicht löslich und zerfliesslich. Seine Wirkung soll noch stärker sein, als die des Curare, doch steht seiner ausgedehnten Anwendung der hohe Preis (30 Milligr. 3 M.) entgegen.

III. Wirkung des Giftes auf Amphibien, Vögel und Säugethiere.

1., Allgemeine Vergiftungserscheinungen.

Die ersten systematischen Versuche mit dem Curare wurden von Cl. Bernard[1]), A. Kölliker[2]), Virchow und Münter[3]) angestellt; sie

1) Cl. Bernard. Leçons sur les effets des substances toxiques etc. Paris 1857. S. 237—482.

2) A. Kölliker. Physiologische Untersuchungen über die Wirkung einiger Gifte. Virchow's Archiv Bd. X. 1856. S. 3—77.

3) Berliner encyklopädisches Wörterbuch der med. Wissenschaften Bd. 36 S. 497.

zeigen, dass wenn man Fröschen von einer Wunde aus Curarestückchen von 1—2 Ctgr. beibringt, dieselben nach wenigen Minuten regungslos und scheinbar todt sind. Am frühesten scheinen die willkürlichen Bewegungen verloren zu gehen und die Thiere sind nach einigen Minuten durch keinen Reiz zu solchen zu bewegen. Unwillkürliche Bewegungen sind ebensowenig vorhanden; weder Convulsionen noch Tetanus lässt sich beobachten, während die Athembewegungen sehr verlangsamt werden und schliesslich ganz aufhören, doch können in grösseren Zwischenräumen noch 10 Minuten nach der Vergiftung einzelne schwache Athembewegungen, besonders an der Kehle und der Nase beobachtet werden. Die Reflexbewegungen hören ebenfalls sehr schnell auf und sind solche selbst durch die stärksten Reize nicht mehr hervorzurufen; man sieht nur hier und da einzelne leise Zuckungen der Zehen und Finger oder der Bauchmuskeln. Die Lymphherzen der Frösche stehen nach 3—7—10 Minuten in Diastole vollständig still, während das Bluthérz ungeschädigt weiter schlägt, oft noch nach 30 Stunden. Die Cirkulation ist bald nach der Vergiftung meist gut im Gange, nur zeigen sich die Hautgefässe oft deutlich erweitert und namentlich sind die Schwimmhäute sehr blutreich. Später wird dieselbe schwächer; bringt man die Thiere aber in einen mit Wasserdampf gesättigten Raum, so sieht man die Cirkulation noch nach 20 Stunden in gutem Gange.

Dieselben Autoren berichten, dass Kaninchen, denen Curarestückchen von 3—4 Ctgr. in eine Wunde gebracht werden, umfallen; ihre Pupille wird eng, der Herzschlag und die Respiration beschleunigt, dazu gesellen sich bald schwächere, bald heftige Convulsionen, Erscheinungen, die in Zeit von 7—10 Minuten zum Tode führen, der durch eine plötzlich eintretende allgemeine Lähmung und durch eine plötzliche Erweiterung der Pupille sich kund giebt. Ausserdem thränt das Auge und reichlicher Speichel fliesst aus dem Munde.

Bei Hunden bedarf man grösserer Dosen Curare, um von Wunden her den Tod herbeizuführen. Die Symptome sind im Allgemeinen dieselben, wie beim Kaninchen; zieht sich die Vergiftung länger hin, so kann man sehen, wie nach eingetretener theilweiser Lähmung das Bewusstsein und die Reflexthätigkeit noch vorhanden sind.

Kühne [1]) theilt mit, dass ein mit Curare vergiftetes Thier nach

1) Kühne, W. Ueber die Wirkung des amerikanischen Pfeilgiftes. Reichert's und du Bois-Reymond's Archiv 1860.

kurzer Zeit in einen Zustand vollständiger Lähmung verfällt. Verschiedene Beobachter geben als letzte willkürliche Bewegungen, diejenigen der Zehen der vordern und hinteren Extremitäten an.

Vergiftet man einen Frosch durch subkutane Injektion einer mässigen Curaredosis, so sieht man stets, wie ich sehr häufig beobachtet habe, allen anderen Lähmungserscheinungen ein Sinken des Kopfes vorausgehen, eine Erscheinung, die als das erste Symptom der Vergiftung anzusehen ist; sucht man um diese Zeit eine hintere Extremität zu strecken, so wird sie noch schnell zurückgezogen. Genau das gleiche Verhalten kann man bei Kaninchen beobachten, wenn man nicht zu grosse Dosen nimmt: während das Thier noch fest auf seinen vier Beinen steht, sinkt der Kopf, wie wenn er sein Balancement verloren hätte, zur Seite und erst darauf folgt die Lähmung der anderen Glieder. Geht die Vergiftung langsam vor sich, so sieht man besonders in den hinteren Extremitäten Bewegungen auftreten, die ich aber nicht, wie Kölliker, als konvulsivische auffassen möchte, denn dieselben sind keine zuckenden, hastigen, gewissermassen heftig reflektorischen Bewegungen, sondern es sind Bewegungen, wie man sie bei einem Kaninchen sonst beobachtet, das man mit Gewalt auf die Seite legt und das sich gegen diese Gewalt wehrt; auch diese curarisirten Kaninchen, bei denen die Lähmung offenbar noch keine grossen Fortschritte gemacht hat, wehren sich gewissermassen gegen die sie umstürzende Kraft. Dieses charakteristische, allen anderen Lähmungen voraufgehende, Sinkenlassen des Kopfes hat auch L. Hermann [1]) als erstes Symptom der Vergiftung gesehen, von irgend welchen Bewegungen oder Konvulsionen spricht er nicht. Anders verhalten sich nach meinen Beobachtungen Hunde; kurze Zeit nach der subkutanen Injektion einer beträchtlichen Menge des Giftes, kann man sehen, wie die hinteren Extremitäten schwach und unfähig werden, den Körper aufrecht zu erhalten und wie sich das Thier deshalb auf seinen Hinterkörper setzt; der Kopf wird um diese Zeit aber noch hoch gehalten; rief ich den Hund an, so wandte er mir den Kopf zu, wedelte mit dem Schwanze, und rief ich dringender, so folgte er mir, den Hinterkörper stark nachschleppend. Erst später tritt die weitere Lähmung auf. Genau dasselbe Bild entwirft auch Cl. Bernard von der Vergiftung eines Hundes mit Curare (Leçons etc.

---

1) L. Hermann. Ueber eine Bedingung des Zustandekommens von Vergiftungen. Ebenda 1867. S. 68.

Apendice. pag. 467). Merkwürdig ist die Beobachtung, die ich zusammen mit Hrn. J. Bernstein sehr häufig gemacht habe. In unseren Versuchen an curarisirten Hunden[1]) traten im weit vorgerückten Stadium der Vergiftung sehr häufig klonische Zuckungen fast ausschliesslich der Bauchmuskeln auf, zu einer Zeit, wo sicher alle motorischen Nerven gelähmt sein mussten.

2., Verhalten der motorischen Nerven.

a., Leitung der Erregung.

Es war Cl. Bernard, der schon im Jahre 1844 zeigte, dass der N. ischiadicus eines vergifteten Frosches 6—10 Minuten nach der Vergiftung selbst auf die stärkste elektrische Reizung nicht mehr fähig ist, seinen Muskel zur Zuckung zu bringen; dass der Nerv also gelähmt sei, und der aussprach, dass die Lähmung von der Peripherie aufsteige, ohne dafür Beweise zu geben. Dagegen blieb zweifelhaft, ob der Stamm oder die Endigungen des Nerven unfähig sind, den Reiz zu leiten und ob ferner die Lähmung vom Rückenmark den Nerven herunter-, oder vom Muskelende im Nerven aufsteigt, oder ob beides zugleich möglich ist. Kölliker durchschnitt bei einem Frosche und einem Kaninchen vor der Vergiftung den N. ischiadicus und fand ihn nach der Vergiftung ebenso gelähmt, wie in den Versuchen mit unversehrtem Nerven; daraus folgt zunächst, dass die Lähmung in den Muskelenden vom Rückenmark unabhängig ist. Unterband Kölliker bei einem Frosche die Art. und Vena cruralis, um das Blut von dem Unterschenkel abzuhalten, so blieb der Nerv nach der Vergiftung vollständig funktionsfähig, sowohl auf direkte wie auf reflektorische Reizung. Es werden demnach die intramuskulären Nervenenden jedenfalls viel früher gelähmt, als die Stämme; ja es wurde nach diesem Versuche zweifelhaft, ob die letzteren überhaupt an der Lähmung einen Antheil haben. Wurde indess derselbe Versuch noch weiter fortgesetzt, so trat doch ein Zeitpunkt ein, wo die Reizung des N. ischiadicus erfolglos, also der Stamm ebenfalls gelähmt war. Jedenfalls ergiebt sich daraus, dass die Wirkung des Giftes durch das Blut vermittelt wird und dass die Enden der Nerven sehr bald nach der Applikation des Giftes gelähmt sind, während die Stämme erst in viel späterer Zeit folgen.

---

1) J. Bernstein u. J. Steiner. Ueber die Fortpflanzungsgeschwindigkeit der Kontraktion und der negativen Schwankung im Säugethiermuskel. Ebenda 1875.

Dagegen findet Haber [1]) in ganz gleich ausgeführten Versuchen die Nervenstämme selbst nach vielen Stunden noch leistungsfähig, dass also das Curare vom Blute aus auf die motorischen Nervenstämme garnicht einwirke. Die Differenz der Resultate sucht Haber in der Prüfungsmethode: er hatte den Plex. ischiadicus mit Hülfe des du Bois'schen Schlitteninduktoriums gereizt, während Kölliker sich der elektrischen Pincette bedient hatte, welch' letzteres Prüfungsmittel sicher dem Induktorium nachsteht. Haber untersucht weiter, in welcher Weise das Curare bei direkter Applikation auf die Nerven wirkt und durchschneidet dafür den Schenkel eines Frosches unterhalb der unterbundnen Arterie und Vene mit Schonung des Nerven, häutet den Unterschenkel ab und bringt ihn in eine mit Humor aqueus bereitete Curarelösung; nach 2 Stunden findet er den N. ischiadicus d. h. seine Endverzweigungen vollständig gelähmt. Um zu erfahren, ob die Stämme bei direkter Applikation des Giftes leiden, wird der Oberschenkel eines Frosches nach den nöthigen Unterbindungen und mit Schonung des Nerven vollständig entfernt, der Nerv, zu einer Schlinge zusammengelegt, in ein Näpfchen mit Curarelösung gebracht. Nach 21 Stunden war vom Nervenstamme aus keine Zuckung des Unterschenkels mehr zu bekommen; er schliesst also, dass das Curare bei direkter Applikation auf die Nervenstämme dieselben wohl lähmen könne, obgleich das vom Blutstrome aus nicht geschieht. Dieser letztere Versuch war von Haber so modifizirt worden, dass der n. tibialis, der den M. gastrocnemins versorgt, an der Theilungsstelle des N. ischiadicus abgeschnitten war, also nicht in die Curarelösung zu liegen kam; während also der Unterschenkel vom Nervenstamme nicht mehr zur Bewegung zu bringen war, zuckte der Wadenmuskel auf Reizung seines n. tibialis. Aber auch sämmtliche übrigen Nerven waren nicht leistungsfähig, denn der ganze Frosch war von dem Stamme des Ischiadnerven aus vergiftet. Diese Vergiftung des ganzen Frosches, meint Haber, „muss wohl daraus erklärt werden, dass sich die Curarelösung central am Nerven zur Wunde des Schenkelstumpfes heraufgezogen und von da aus den Frosch durch Vermittelung des Blutes vergiftet habe."

Schon vor Haber haben Cl. Bernard [2]) und A. Kölliker [3]) ganz

---

1) E. Haber. Ueber die Wirkung des Curare auf das cerebro-spinale Nervensystem. Ebenda 1859. S. 98—131.

2) a. a. O. S. 329.

3) a. a. O. S. 63—67.

ähnliche Versuche nur an ausgeschnittnen Nervmuskelpräparaten gemacht. Bernard hatte von zwei Nervmuskelpräparaten von dem einen den Nerven, von dem anderen den Muskel je in ein Näpfchen mit Curarelösung gebracht, sodass im ersten Fall der Muskel, im zweiten der Nerv ausserhalb des Giftes geblieben war. Zu einer Zeit werden beide Nerven gereizt: der Nerv im Curare wirkt sehr prompt auf seinen Muskel, der andere, dessen Muskel in Curare liegt, kann ihn nicht mehr zur Zusammenziehung bringen. Kölliker hatte auf der einen Seite einen Unterschenkel in toto sammt dem Hüftnerven in die Curarelösung gebracht und findet denselben nach ca. 3 Stunden gelähmt, d. h. also die intramuskulären Nervenenden. (Kölliker bezieht das Resultat auf die Stämme; das kann man aber nicht gelten lassen; um letzteres darzuthun, macht er noch specielle Versuche). Er bringt den N. ischiadicus in eine Curarelösung und findet dessen Stamm nach 5 St. 7 M. gelähmt. Parallelversuche mit Nerven in Lösung von phosphorsaurem Natron schützen vor bezüglichen Täuschungen.

Ich habe vor schon zwei Jahren, unbekannt mit jenen speziellen Versuchen, als ich eben mit dem Studium des Curare mich zu beschäftigen anfing, in Rücksicht auf sensible Nerven, ganz gleiche Versuche als Vorversuche an motorischen Nerven angestellt, die diese Differenzen jener drei Autoren zu erklären vermögen. Der Versuch war genau so angestellt, wie von Cl. Bernard; der Muskel des einen Präparates wurde in eine mit Kochsalzlösung angestellte Curaremischung, die sich in einem kleinen runden Näpfchen befand, gebracht, während der Nerv ausserhalb blieb; jedesmal war nach ca. 2 Stunden vom Nerven aus die Zuckung ausgeblieben; darin stimme ich jenen drei in diesem Punkte selbst übereinstimmenden Untersuchern bei, dass bei direkter Applikation die intramuskulären Nervenenden in ca. 2 Stunden gelähmt sind. In der zweiten Versuchsreihe wurde der am centralen Ende abgeschnittene Nervenstamm in die Curarelösung gebettet, während der Muskel nach aussen zu liegen kam. In mehreren Versuchen war der Stamm nach ca. 5 Stunden ohne Zweifel gelähmt; indess liegt die Möglichkeit sehr nahe, dass das Curare durch Capillarität am Stamm entlang zum Muskel gelangt, sich dort in den Endigungen des Nerven ausbreitet und dieselben lähmend eine Lähmung des Stammes vortäuscht. Um dies zu verhindern wurde der Muskel, dessen Nerv in Curare lag, seinerseits in ein mit 0,6 % Kochsalz gefülltes Schälchen gebracht, in der Voraussetzung, dass der Muskel mit diesem imbibirt die andere Flüssigkeit nicht aufnehmen werde. In der That liess sich jetzt beobachten, dass der Stamm selbst nach vielen Stunden leistungsfähig geblieben war, sorgte ich nur dafür, dass die Salzlösung in dem zweiten Näpfchen wieder erneuert wurde, da sie selbst am Nerven aufstieg und in das Curareschälchen gelangte. Ich muss deshalb folgern, dass bei direkter Applikation des Giftes auf den Nervenstamm derselbe nicht gelähmt wird, sondern dass das Gift nur an den intramuskulären Nervenenden angreift. Damit erklären sich die Versuche jener drei Autoren. Nach Bernard war der in Curare liegende Stamm noch nicht gelähmt zu einer Zeit, wo es schon die Nervenenden waren; später hat er nicht untersucht, kann also und sagt auf diesen Versuch hin nichts über das Verhalten des Stammes aus. In dem Versuche von Haber ist ohne Zweifel von dem in Curare liegenden Stamme das Gift zu den Enden aufgestiegen und hat damit eine Lähmung des Stammes erscheinen lassen, die in der That nicht vorhanden war. Hatte ihn die apriostische Betrachtung auf diese Möglichkeit nicht geführt, so geht es für uns zweifellos aus der Beobachtung seines Versuches hervor, wo vom Stamme aus eine Vergiftung des ganzen Frosches stattgefunden hat, und wie er selbst bemerkt das Gift am Nerven (d. h. aussen durch einfache Kapillarität) zu der Schenkelwunde aufgestiegen ist. Kölliker hat dieses kapillare Aufsteigen ebenfalls nicht berücksichtigt und sind deshalb seine Resultate ebensowenig beweisend.

Wenn somit nach den bisherigen Versuchen feststeht, dass eine Lähmung der motorischen Nervenstämme durch das Curare nicht eintritt, so liegen doch weitere Untersuchungen vor, die den Anspruch erheben, diesen Beweis geführt zu haben. Kühne[1]) vergiftete Frösche mit kleinen Dosen Curare und fand, dass, wenn sie sich von der Vergiftung erholten, zu einer gewissen Zeit Reizung des Plex. sacralis selbst mit den stärksten Induktionschlägen keine Zuckung hervorruft, während dieselbe von einer peripheren, dem Muskel nahegelegnen Stelle, mit Leichtigkeit eintritt. Dieser Versuch soll beweisen, dass die Stämme zu einer Zeit gelähmt sind, wo die intramuskulären Nervenenden es nicht mehr sind, und dass die Entgiftung von der Peripherie nach dem Centrum hin fortschreitet. A. v. Bezold[2])

1) a. a. O. S. 33.

2) A. v. Bezold. Untersuchungen über die Einwirkung des amerikanischen Pfeilgiftes Curare auf das Nervensystem. Ebenda 1860. S. 168—194 u. 387—408.

unterband bei Fröschen die Art. cruralis über der Kniekehle und untersuchte mit dem Myographion die Verhältnisse der Fortpflanzungsgeschwindigkeit im Nerven; es zeigt sich, dass zu einer Zeit, wo die Nervenenden dem Reize bereits einen beträchtlichen Widerstand entgegensetzen, die Nervenstämme noch keine merkliche Verzögerung der Fortpflanzung des Reizes erkennen lassen. Bei Vergiftung mit starken Dosen und in der Zeit 1—3 Stunden nach der Vergiftung wird dagegen eine erhebliche Verringerung der Fortpflanzungsgeschwindigkeit, selbst auf den fünften Theil, herausgefunden. Damit soll bewiesen sein, dass die Stämme der Nerven, freilich in einer viel späteren Zeit, als die Enden, durch das Gift gelähmt werden. Diese beiden Versuche beweisen indess noch nicht, was sie beweisen sollen. Kühne gegenüber ist mit der Thatsache zu antworten, dass die ganz gleiche Erscheinung, von einer dem Muskel naheliegenden Stelle auf Reizung schon Zuckung zu erhalten, während dieselbe von einer entfernten Stelle noch nicht zu erreichen ist, auch in Beginn einer Vergiftung wahrzunehmen ist; wir setzen dann nur in Kühne's Versuch statt „schon" das Wort „noch" und statt „noch nicht", „nicht mehr"; woraus hervorgeht, dass Kühne's Versuch nicht beweisend sein kann.

Ebensowenig sind die myographischen Versuche Bezold's vollkommen überzeugend, denn es fehlen Controllversuche, welche darthun müssten, dass die Fortpflanzungsgeschwindigkeit im Nerven nicht gelitten hat, wenn man den zu diesem Nerven gehörigen Muskel von der Blutzufuhr abschneidet; dieser Eingriff kann auf den Stamm von Einfluss sein, da derselbe offenbar von der Peripherie her ernährt wird; ein Controllversuch ist um so mehr geboten, da die Methode, deren sich v. Bezold bedient hat, eine ausserordentlich feine ist.

Doch theilt Kühne[1]) einen andern Versuch mit, der ganz den entsprechenden Versuchen von Kölliker und Haber gleicht, wo nach Unterbindung der zu dem Unterschenkel führenden Blutgefässe 8—10 Stunden nach der Vergiftung die Stämme funktionsunfähig sind; Controllversuche schützen vor Täuschung.

Wir wissen demnach, dass der Stamm des Nerven 8—10 Stunden nach der Vergiftung gelähmt ist.

Um sich näher über den Vorgang bei der Lähmung der Nervenenden zu unterrichten, bestimmte v. Bezold bei Fröschen im Anfangsstadium der Vergiftung die Zeit, welche die Reizung bedarf, um sich von einer 1—2 Cm. oberhalb des Muskels gelegenen Nerven-

1) a. a. O. S. 30.

strecke zu dem Muskel selbst fortzupflanzen und hier den Vorgang der Zuckung zu erzeugen; er hat gefunden, dass die Geschwindigkeit, mit welcher die Erregung vom Nerven auf den Muskel übertragen wird, auf die Hälfte, selbst auf den vierten Theil des ursprünglichen Werthes herabgesetzt ist; es äussert sich also die Einwirkung des Pfeilgiftes auf die Nervenenden in einer Verzögerung der Fortpflanzung und Uebertragung des Reizes von Nerv auf Muskel; in einer Verzögerung, die fortwährend zunehmend mit einer fortwährend zunehmenden Abschwächung der Erregung während der Fortpflanzung verbunden ist und auf diese Weise in eine allmälige Vernichtung der Leitungsfähigkeit des Nerven übergeht.

Zu dem gleichen Zwecke habe ich ebenfalls Versuche angestellt, welche den Gang bei der Vergiftung der Nervenenden ermitteln sollten. Der Hüftnerv eines Frosches wurde mit Vermeidung jeder Blutung bis hinauf zum Becken blossgelegt, durchschnitten und in eine feuchte Reizungsröhre gebracht; die Sehne des M. gastrocnemius wurde abgeschnitten und nachdem das Brettchen, auf welchem der Frosch befestigt ist, auf dem Tischchen des Pflüger'schen Myographion's vertikal festgestellt war, mit dem Haken desselben in Verbindung gesetzt, sodass der M. gastrocnemius bei seinen Zuckungen das mit einem Gewicht belastete Hebelwerk, welches seine Erhebungen durch einen vertikalen Strich auf der Scheibe des Myographion's markirte, zu tragen hatte. Dem Nerven wurden Induktionsschläge zugeführt, welche ihn zu maximaler Verkürzung brachten. Die erste Zuckung geschah im Augenblick der Vergiftung, die weiteren folgten in Intervallen von Minuten. Es nahmen die Ordinaten, die den Zustand des Nerven darstellen, bezogen auf die Abscisse als Zeit, an Höhe kontinuirlich ab, sodass ihre Höhen eine gerade Linie bilden, die erst am Ende etwas konkav gebogen zur Abscisse abfällt, wie die folgenden Figuren 1 und 3 zeigen. Dieses

Fig. 1.

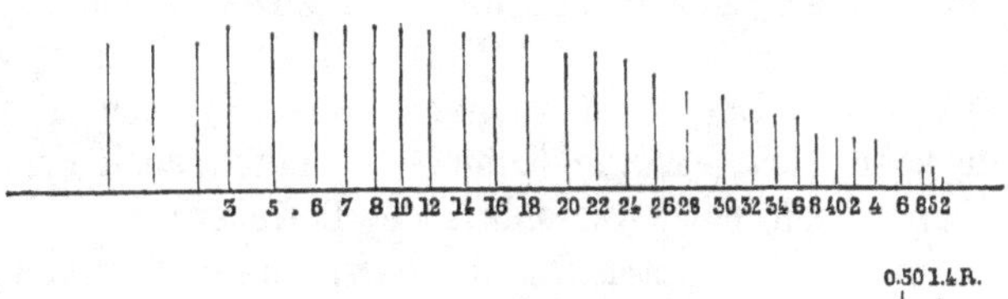

Fig. 2.

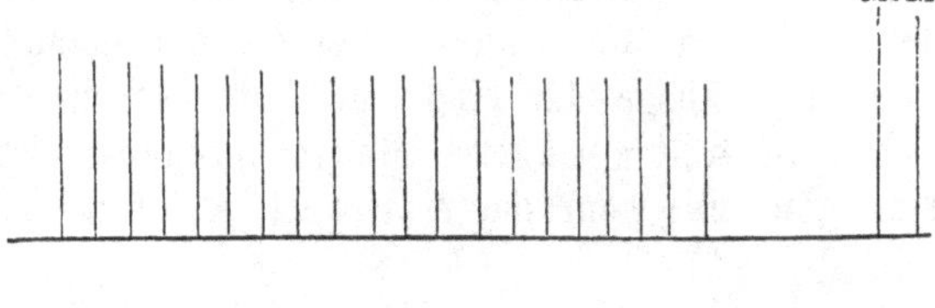

Bild zeigt, dass sich, mit der Dauer der Vergiftung, zunehmende Hindernisse der Uebertragung des Reizes von Nerv auf Muskel entgegenstellten dass dieselben aber nicht sprungweise, sondern ganz allmälig Schritt für Schritt eintreten. Fig. 2 entspricht einem Controllversuch.

Fig. 3.

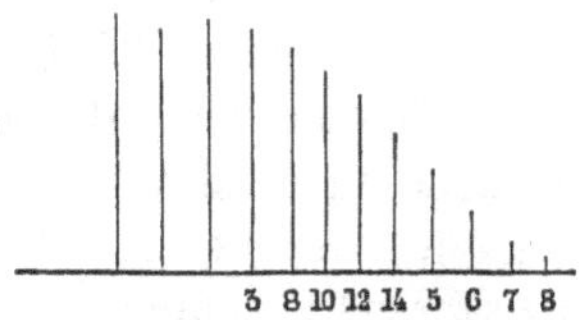

In welcher Weise können wir uns den Vorgang bei der Vergiftung der Nervenenden und der Stämme vorstellen? Alle Ansichten stimmen darin überein, dass die Nervenenden von dem Gift sowohl durch den Blutstrom als bei direkter Applikation (im Curarebade) gelähmt werden, indem es im ersten Falle durch sehr rasche, im zweiten Falle langsamere Diffusion von den nackten intramuskulären Enden aufgenommen wird und dieselben funktionsunfähig macht durch irgend einen uns völlig unbekannten Einfluss auf dieselben. Dagegen ist für die Stämme in den Versuchen mit direkter Applikation, in welchen eine Lähmung des Stammes garnicht eintritt, fast gewiss, dass das Gift, aufgehalten durch die Nervenscheide oder das Mark oder durch beide zugleich, in den Nerven zu diffundiren garnicht im Stande ist. Der Querschnitt, der in meinen Versuchen im Giftbade lag, an welchem das Gift doch eindringen konnte, ist offenbar viel zu gering, als dass eine wirksame Menge durch Diffusion hätte eintreten können. Wie dem auch sein mag, im unversehrten Frosche haben wir keinen Querschnitt, also kann für keinen Fall etwas von dem Gifte aus der den Nerven umspülenden Lymphe in denselben durch Diffusion aufgenommen werden; da ihm auch Gefässe fehlen, so ist die doch wirklich eintretende Lähmung des Stammes dadurch möglich, dass, wie schon die älteren Beobachter vielfach ausgesprochen haben, das Gift von den Enden in den Stämmen aufsteigt und auf diesem Wege dieselben lähmt. So kann das Gift gewiss nur in sehr geringer Menge und sehr langsam den Stamm emporsteigen, woraus das so späte Eintreten der Lähmung der Stämme gegenüber den Enden zu verstehen wäre. Gegen diese Annahme würde aber jener Versuch Kühne's (eventuell auch der v. Bezold's) sprechen, in dem nach Ausschluss der Peripherie doch eine Lähmung des Stammes eingetreten ist. In diesem Falle müsste das Gift vom centralen Ende, wo die Anfänge der Nerven ebenfalls nackt dem Irrigationsstrom ausgesetzt sind und Gift aufnehmen können, das freilich hier in weit geringerer Menge vorhanden ist, den Nerven herabgestiegen sein; wenn das richtig ist, so müsste sich das dadurch entscheiden lassen, dass man unter den gleichen Bedingungen vor der Vergiftung den einen N. ischiadicus an seiner Austrittsstelle aus dem Wirbelkanal durchschneidet und dann nach mehreren Stunden die Reizung an beiden Nerven ausführt. Es müsste der durchschnittene Nerv unvergiftet sein, während der andere sich nicht mehr erregen liesse. Doch würde sich für den durchschnittenen Nerven die Aenderung der Erregbarkeit störend einmischen. Im Allgemeinen ist zu bemerken, dass der Einfluss der herabsteigenden Vergiftung gegenüber dem von der Peripherie aufsteigenden immerhin nur ein geringer sein kann.

b., Erregbarkeit.

Die Veränderungen der Erregbarkeit der motorischen Nerven nach der Curarevergiftung sind von v. Bezold [1]) einer eingehenden Prüfung unterzogen worden. Er unterband Fröschen Arterie und Vene des Unterschenkels, durchschnitt alle Weichtheile bis auf den Nerven und Knochen, vergiftete dieselben und brachte sie in einen mit Wasserdämpfen gesättigten Raum. Nach Verlauf verschieden langer Zeiträume wurde der Nerv und Unterschenkel des vergifteten Frosches gleichzeitig mit dem Nerven und Unterschenkel eines gleich grossen unvergifteten Frosches präparirt und beide Nerven an entsprechenden Stellen ihres Verlaufes über die Elektroden der stromzuführenden Vorrichtung gebrückt. Es zeigt sich, dass nach mehreren Stunden die Einwirkung des Giftes sehr erhebliche Differenzen in der Erregbarkeit der beiden Nerven hervorgerufen hatte, wie die umstehende Tabelle S. 14. zeigt.

Man sieht also, dass die Erregbarkeit des Nerven an den centralen Stellen seines Verlaufes zuerst eine Abnahme darbietet, dass diese Abnahme der Erregbarkeit allmälig auch an den dem Muskel näheren Nervenstrecken eintritt, ein Ergebniss, dass nach den myographischen Versuchen des Autors vorauszusehen war, da, je grösser die Nervenstrecke ist, die der Nerv zu durchlaufen hat, um so grössere Widerstände sich dieser Fortpflanzung in den Weg legen, weshalb das Sinken der Erregbarkeit zuerst an denjenigen Punkten des Nerven deutlich werden muss, welche von dem Muskel durch die längste Strecke vergifteter Nervensubstanz getrennt sind. Im Grunde genommen können diese Versuche so wenig wie andere, etwas über die Erregbarkeit aussagen, da die Fortpflanzungsgeschwindig-

1) a. a. O. S 400 u. f.

Versuche bei 10—12° C.

Nummer des Versuchs.	Dosis des Giftes in Mgr.	Zeit nach Beibringung des Giftes	Temperatur.	Ort der Reizung am Nerven.	Abstand der Rollen ausgedrückt in Mm. bei welchem zuerst zuckt der Muskel: des vergifteten Nerven	des unvergifteten Nerven
V.	70	6 St.	10°	Querschnitt.	220	450
				1½ Cm. unterhalb.	230	300
				2½ „ „	180	210
				3½ „ „	170	180
				4½ „ „	160	160
VI.	70	6½ „	11°	Querschnitt.	180	400
				1 Cm. unterhalb.	120	300
				2 „ „	125	170
VII.	70	6¼ „	10°	Querschnitt.	220	355
				1 Cm. unterhalb.	190	260
				2 „ „	190	200
				3 „ „	170	180
VIII.	70	6 „	10°	Querschnitt.	230	450
				1 Cm. unterhalb.	230	260
				2 „ „	220	260
				3 „ „	200	200
IX.	40	7 „	11°	Querschnitt.	320	490
				2 Cm. unterhalb.	260	360
				3 „ „	200	300
				4 „ „	200	240
X.	70	7 „	11°	Querschnitt.	390	540
				1 Cm. unterhalb.	270	460
				3 „ „	220	230
				3½ „ „	210	210
				4 „ „	210	210
XI.	70	6 „	12°	Querschnitt.	260	500
				2 Cm. unterhalb.	240	340
				3 „ „	220	220
				4⅓ „ „	220	220
XII.	70	6½ „	12°	Querschnitt.	140	390
				2 Cm. unterhalb.	160	280
				3 „ „	140	180
				4 „ „	150	180
				4½ „ „	160	170
XIII.	70	2½ „	13°	Querschnitt.	140	300
				2 Cm. unterhalb.	150	280
				3 „ „	160	200
				4 „ „	170	200
				4½ „ „	810	180

keit herabgesetzt ist; sie sind hier wesentlich deshalb aufgenommen, weil es sonst sehr untadelhafte Versuche sind, die eine Affektion auch des Stammes, unabhängig von der Peripherie, mit aller Evidenz nachweisen. —

c., Elektromotorische Erscheinungen.

Die ersten Untersuchungen über die Erscheinungen des Nervenstromes im ruhigen und thätigen Zustande im Verlaufe einer Curarevergiftung sind von O. Funke [1]) mitgetheilt worden; derselbe giebt an, dass, noch lange nach der Vergiftung des Froschnerven durch Curare, derselbe den Nervenstrom, die negative Schwankung, wie die elektrotonischen Zustände in einem ausgezeichneten Grade zeigt. Ein Jahr darauf werden diese Versuche von v. Bezold [2]) wiederholt; es werden die Frösche in derselben Weise behandelt, wie jene, bei denen die Erregbarkeit geprüft worden war. Er bediente sich im Uebrigen eines Multiplikators von 30,000 Windungen, unpolarisir-

Nummer des Versuchs.	Dosis des Giftes. Mgr.	Zeit nach Beibringung des Giftes. Stunden.	Temperatur bei welcher das Gift einwirkte. Grade Cels.	Bei directer Vergleichung Grösse der Ablenkung der Nadel durch den vergifteten Grade const. Abl.	unvergifteten Grade const. Abl.
10	70	19	6—7	r. 40 l. 35	38 34
11	70	19	6—7	32	28
12	70	19	6—7	24	26
13	70	5	10—12	40	40
14	70	6	10—12	38	38
15	70	6½	10—12	26	30
16	70	6½	10—12	40	40
17	70	6½	10—12	l. 38 r. 46	40 45
18	70	6	10—12	l. 35 r. 40	25 38
19	40	7	10—12	50	40
20	70	4	10—12	48	27
21	70	22	10—12	l. 27 r. 30	30 26
22	70	24	10—12	40	40
23	70	16	10—12	l. 31 r. 36	32 35
24	70	7	18	l. 20	35
25	70	8	18	30	35
26	70	5	18	l. 45 r. 27	40 20
27	40	6½	18	35	30

1) O. Funke, Bericht d. sächs. Gesell. d. Wiss. Math.-physik. Cl. 1859. S. 1.
2) a. a. O. S. 399.

barer Elektroden und der Methode der Compensation, indem der vergiftete und unvergiftete Nerv in umgekehrtem Sinne in den Kreis aufgenommen wurden.

Man sieht aus der Betrachtung der vorliegenden Zahlen, dass die vergifteten Nerven im Durchschnitt eine höhere elektromotorische Kraft entfalten, als die unvergifteten.

Was die negative Schwankung des Nervenstromes betrifft, so giebt Funke an, dass dieselbe im Verlaufe der Vergiftung an Stärke zunehme. Ebenso wie der ruhende Strom ist von Bezold auch die negative Schwankung einer erneuten Prüfung unterzogen worden; und ist das Resultat aus der folgenden Tabelle (S. 17) ersichtlich. (Bezold S. 404 und 405.) Es entsprechen die Nummern dieser Tabelle den gleichen in der Tabelle über Erregbarkeit S. 14.

Es steigt danach die Intensität der negativen Schwankung in Folge der Vergiftung, um später weit unter ihre normale Grösse zu sinken. In Bezug auf das Verhältniss der negativen Schwankung zur Erregbarkeit und der Fortpflanzungsgeschwindigkeit nach der Vergiftung ist es Bezold unverständlich, woher diese Erhöhung der negativen Schwankung rühre und wie diese Erhöhung mit dem gleichzeitigen Sinken der Erregbarkeit des Nerven zusammenhänge; dagegen zeigt das Sinken der negativen Schwankung in den Fällen, wo der vollständige Verlust der Erregbarkeit im Nervus ischiadicus beobachtet wurde, von Neuem den innigen Zusammenhang zwischen dem zuckungserregenden Vorgang, also der „Erregungswelle" und dem der negativen Schwankung der „Reizwelle". Diesen Schluss zu ziehen, sind die Zahlen nicht angethan, denn wir sehen in letzteren die negative Schwankung bei einer Temperatur von 16—18^0 erst 6½—8 Stunden nach der Vergiftung im Abnehmen, während die Fortpflanzungsgeschwindigkeit der Erregung im Stamm des Nerven schon nach 1—3 Stunden bedeutend herabgesetzt war im ersten Falle nach sogenannten starken Dosen, die nicht näher zu bemessen sind, in letzteren bei 70 Mgr.; im Ganzen dürften beide nicht wesentlich von einander differiren. Der Beweis für diesen Bezold'schen Schluss, welch' letzterer uns freilich aus anderen Untersuchungen sehr wahrscheinlich ist, wird viel besser geführt sein, wenn vergleichende Beobachtungen vorliegen werden über die Fortpflanzungsgeschwindigkeit der Erregungswelle mittelst des Myographions und der Fortpflanzungsgeschwindigkeit der Reizwelle mit Hülfe des Differential-Rheotoms bei gleicher Temperatur und gleicher

Vergleichung der Grösse der negativen Schwankung bei gleichen Bedingungen der Reizung und Ableitung.

		Vergiftet:	Unvergiftet:
Bei	V.	8°	6°
	VI.	14°	10°
	VII.	8°	6°
		6°	6°
	IX.	14°	12°
	XI.	7°	5°
	XIV.	8°	8°
	XV.	4—5°	10°
	XVI.	5°	8°
	XVII.	10°	16°
	XVIII.	0° bei 100 Mm. Abst. d. Rollen.	20° bei d. gl. Abst.
		5° „ 0 „ „ „ „	20° „ „ „ „
	XX.	0° „ 100 „ „ „ „	6° „ „ „ „
		6° „ 0 „ „ „ „	16° „ „ „ „

Anmerkung. Die Nummern XIV—XX. entsprechen einer zweiten Tabelle über Erregbarkeit gleich der oben aufgeführten mit gleichen Dosen und nach denselben Zeiten untersucht, aber bei einer höheren Temperatur, (16—18°), bei welcher die Vergiftung schneller einzutreten pflegt. Das Nähere über den Einfluss der Temperatur auf den Ablauf der Vergiftung folgt unten in einem besonderen Abschnitt.

Gabe des Giftes, Untersuchungen, die freilich zu den allerschwierigsten der Experimentalphysiologie gehören dürften und die vor der Hand noch ausstehen.

Den Muskelstrom des vergifteten Frosches hat von Bezold[1]) ebenfalls untersucht und findet denselben gegen den eines gesunden Frosches unverändert. Dagegen hat H. Roeber[2]) gezeigt, dass der Muskelstrom durch die Vergiftung an Intensität zunehme und führt dieses Wachsen des Muskelstromes und wahrscheinlich auch des Nervenstromes auf die mit der Curarevergiftung einhergehende Hyperämie der Muskeln zurück. Einen Beweis hierfür sucht er in der Beobachtung, dass mit Calabar vergiftete Muskeln, die ebenso hyperämisch werden, ihren Muskelstrom in gleicher Weise vergrössert zeigen. Meiner Ansicht nach lässt sich noch ein direkterer Beweis dadurch

---

1) a. a. O. S. 400.

2) H. Roeber. Ueber den Einfluss des Curare auf die elektromotorische Kraft der Muskeln und Nerven. Reichert's und du Bois-Reymond's Archiv 1869. S. 440.

führen, dass, wie wir unten sehen werden, Dosen zur Vergiftung sich auswählen lassen, die keine solche Hyperämie der Muskeln herbeiführen; in diesem Falle würde auch die Erhöhung des Muskelstromes ausbleiben müssen.

3., Hemmungsnerven.

Der zuerst entdeckte und am besten gekannte Hemmungsnerv ist der N. vagus, der durch seine Thätigkeit die Herzpulsationen zu zügeln vermag. Ueber seine Endigungen im Herzen, ob er in der Herzmuskulatur oder in den Herzganglien endet, lässt sich mit Hülfe des Mikroskopes nichts Sicheres aussagen. — Nachdem der gewaltige Einfluss des Curare auf die Endigungen der motorischen Nerven in den Muskeln erkannt war, musste das Verhalten des Vagus von ganz besonderem Interesse sein, ob sich vielleicht auf diesem Wege etwas über seine Herzendigungen würde abstrahiren lassen. Cl. Bernard[1]) hat den Vagus durch das Curare gelähmt gesehen; ebenso sagt uns Kölliker[2]), dass derselbe bei Fröschen und Säugethieren durch das Gift in gleicher Weise gelähmt werde, wie die motorischen Nerven; einen speciellen Versuch darüber habe ich nicht auffinden können; der gleichen Ansicht sind Heidenhain[3]). Funke[4]) und Goltz[5]), während v. Bezold[6]), Vulpian[7]) und Meissner[8]) seine Integrität bei der Vergiftung behaupten. Ausführlichere Versuche über diesen wichtigen Gegenstand verdanken wir F. Bidder[9]), der ebenfalls die Unwirksamkeit des Giftes gegenüber dem Vagus vertritt. Derselbe sah bei Fröschen, denen er 4 Mgrm. Curare, also eine starke Dosis beibrachte, selbst nach 24 Stunden den Vagus in voller Thätigkeit; auch 8 Mgrm. bringen noch nicht ein sofortiges Erlahmen des Vagus zu Stande; dagegen hat bei Applikation von 15—20 Mgrm. gleichzeitig mit dem Erlahmen sämmtlicher Rumpf- und Extremitätenmuskeln auch der Vagus seinen Einfluss auf's Herz eingebüsst. Dabei wurde die sehr interessante

1) a. a. O. S. 348, 352, 373.
2) a. a. O. S. 11 u. 17.
3) Allg. med. Centralz. 1858. No. 64.
4) a. a. O.
5) Virch. Archiv. Bd. 36. S. 24.
6) Allg. med. Centralz. 1858. No. 49 u. 59.
7) Gazette médicale de Paris, 1858. S. 429.
8) Zeitschrift f. rat. Med. 3. Reihe, Bd. 6. S. 506.
9) Reichert's u. du Bois-Reymond's Archiv 1865. S. 337—359.

Beobachtung gemacht, dass zwar vom Stamme keine Wirkung, dagegen von den Enden desselben noch ein Einfluss auf die Herzthätigkeit sich nachweisen liess. Dasselbe Verhalten zeigt der Vagus bei Säugethieren, namentlich bei jungen Hunden und Katzen; selbst Dosen von 2 und 8 Mgrm. direkt in's Blut gespritzt, die den N. ischiadicus gelähmt hatten, liessen den Vagus intakt; wurden endlich jungen Katzen Dosen von 20 Mgrm. subkutan injizirt, so stellte der Vagus seine hemmende Thätigkeit auf's Herz ein. Bidder meint, dass die bisherigen Widersprüche hinsichtlich der Wirkung des Curare in der verschiedenen Dosis und der Qualität des angewendeten Giftes ihre Erklärung finden, eine Ansicht, der wir durchaus beistimmen; die älteren Beobachter pflegten im Allgemeinen, sich grösserer Dosen zu bedienen. — Soviel steht fest, dass in unseren gewöhnlichen Blutdruckversuchen, in denen durch die Vergiftung eine völlige Bewegungslosigkeit, also Lähmung sämmtlicher motorischer Nerven erzielt werden soll, der Vagus regelmässig noch in Funktion ist, dass er aber nach längerer oder kürzerer Versuchsdauer dann endlich auch seine Thätigkeit einstellt. In der Zeitbestimmung, scheint mir, liegt wahrscheinlich auch ein Grund für die differenten Angaben der älteren Autoren; es ist nämlich nicht herauszulesen, ob eine mit den motorischen Nerven gleichzeitige oder spätere Lähmung verstanden werden soll; nur v. Bezold spricht sich ausdrücklich dahin aus, dass der Vagus wohl gelähmt, aber später gelähmt wird, als die motorischen Nerven. Das Curare bewirkt also eine Lähmung des Vagus nur bei stärkeren Dosen und in einer späteren Zeit, als bei den motorischen Nerven.

Man kann sich übrigens in solchen Versuchen an Säugethieren sehr einfach über die Thätigkeit des Vagus, ohne ihn durchschneiden und elektrisch reizen zu müssen, unterrichten, wenn man die doch nöthige künstliche Respiration sistirt und die Herzpulse vor und nach Sistirung der Athmung zählt; ist sie danach verringert, so ist der Vagus in Funktion, bleibt sie unverändert, so ist es nicht der Fall.

Der zweite uns bekannt gewordene Hemmungsnerv ist der N. splanchnicus, der bekanntlich nach E. Pflüger die peristaltischen Bewegungen des Darmes zu hemmen vermag. Denselben hat Kölliker schon 5—10 Minuten nach der Injektion des Giftes in die Vene eines Kaninchens gelähmt gesehen, eine Behauptung, der Bidder ebenso entschieden widerspricht. War ein Kaninchen vergiftet und waren danach die motorischen Nerven gelähmt, so trat auf Reizung des Rückenmarks resp. der n. splanchnici regelmässig Stillstand der Darmbewegungen ein. Es ist hier durchaus nicht zu eruiren, wo die Ursache der Differenz zwischen den beiden Autoren liegt; wenn auch die Zeiten der Prüfung der n. splanchnici bei Beiden angegeben ist, so fehlen dagegen bei Beiden die Angaben über die injizirten Mengen; wahrscheinlich liegt der Unterschied in den Resultaten auch hier in der Dosis. Kölliker pflegte viel grössere Dosen, als Bidder zu benutzen; wir können daraus schliessen, dass bei den kleineren Dosen, die zwar die motorischen Nerven schon lähmen, der n. splanchnicus nicht gelähmt wird; dass er aber grösseren Dosen ebenfalls erliegt.

4., Vasomotorische Nerven.

Cl. Bernard theilt mit, dass nach Durchschneidung des Halssympathicus eine centrale Reizung desselben nicht mehr die bekannte Verengerung der Ohrgefässe und die Temperaturherabsetzung hervorruft, dass demnach die vasomotorischen Nerven durch das Gift gelähmt seien. Aehnliches hat auch Kölliker [1]) gesehen, wenigstens findet er bei Fröschen, dass deren Hautgefässe erweitert und namentlich die Schwimmhäute sehr blutreich wären; bei Säugethieren findet er Leber, Lungen, Nieren meist etwas hyperämisch; daraus schliesst Kölliker auf eine Lähmung der vasomotorischen Nerven. Auch diese Angaben bestreitet Bidder [2]); hat man ein Kaninchen vergiftet, sind die motorischen Nerven gelähmt, durchschneidet man jetzt den Halssympathicus, so sieht man das Ohr hyperämisch werden und an Temperatur zunehmen; wird das centrale Ende gereizt, so tritt sofort die Contraktion der Gefässe ein, die Röthung verschwindet und die Temperatur sinkt. Ebensowenig kann Bidder die Lähmung der vasomotorischen Nerven in den anderen Organen zugeben: weder erfolgt eine Erweiterung der Hautgefässe, noch ein Blutreichthum der Schwimmhäute. So lange das Herz, meint derselbe Autor, nach Einführung des Giftes in ungestörter Weise fortwirkt — was selbst 48—96 Stunden hindurch geschehen kann — so lange geht auch der Kreislauf der Schwimmhaut gut von Statten. Erst wenn der Herzschlag schwächer und langsamer wird, tritt diese Hyperämie in den Schwimmhäuten auf; sie kann aber nicht

1) a. a. O. S. 10 u. 17.
2) a. a. O. S. 354.

Folge der Lähmung der Vasomotoren, sondern der geschwächten Triebkraft des Herzens sein.

Nach unseren eigenen Erfahrungen müssen wir für Frösche F. Bidder beistimmen, doch aber hinzufügen, dass grössere Dosen des Giftes in der That diese Hyperämie der Schwimmhäute hervorzurufen vermögen, und mit solch grösseren Dosen hat Kölliker offenbar gearbeitet; dass aber bei Säugethieren die vasomotorischen Nerven nicht angegriffen werden, geht aus der einfachen Thatsache hervor, dass in allen unseren Blutdruckversuchen, deren heutige Vollkommenheit eben auf der Anwendung des Curare beruht, der Blutdruck sich auf seiner Höhe von vor der Vergiftung hält und nicht fällt, was sehr erheblich der Fall sein würde, wenn die vasomotorischen Nerven vom Curare gelähmt würden. Erst nach längerer Dauer des Versuches kommt es wohl vor, dass der Blutdruck zu fallen beginnt, doch ist nicht ausgemacht, ob dieses Sinken die Folge eintretender Herzschwäche oder beginnender Lähmung der Vasomotoren ist; jede der beiden Lähmungen gesondert ist nicht erkennbar, denn eine beginnende Lähmung der Vasomotoren wird der Induktionsstrom immer noch überwinden können und damit den Anschein voller Thätigkeit erwecken.

5., Sympathische Nerven.

Nach Kölliker [1]) hat der Sympathicus durch die Vergiftung seine Einwirkung auf die Iris verloren, Reizung desselben am Halse soll keine Erweiterung der Pupille mehr zur Folge haben; obgleich er selbst beobachtet, dass im Beginne der Vergiftung die Pupille erweitert und der Augapfel, wie bei Exofthalmus, hervorgetrieben ist. Dasselbe beobachteten auch schon Cl. Bernard [2]) und Pelikan [3]); meine eigenen Erfahrungen lehren mich dasselbe. Den direkten Beweis für die noch bestehende Wirkung des Halssympathicus lieferte Bidder [4]), der angiebt, dass nach Curarevergiftung auf Reizung des Sympathicus stets noch eine Erweiterung der schon erweiterten Pupille eintrat, zu einer Zeit, wo der blossgelegte N. ischiadicus nicht die geringste Wirkung mehr auf seine Muskeln ausübte; wurde der Versuch bei Hunden ausgeführt, wo bekanntlich

1) a. a. O. S. 17 u. 73.

2) a. a. O. S. 273 u. 274.

3) Virchow's Archiv Bd. XI. S. 406.

4) a. a. O. S. 352 u. 353.

der Sympathicus mit dem Vagus in einer Scheide liegt, so trat mit der Erweiterung der Pupille auch Stillstand des Herzens ein, falls am unversehrten Nerven gereizt wurde. Man hat sich mit Bidder das Zustandekommen der Erweiterung der Pupille so vorzustellen, dass durch das Curare der N. oculomotorius, von dem aus der Sphincter iridis versorgt wird, gelähmt ist und dadurch der Sympathicus, der den Dilatator versieht, die Oberhand gewinnt und die Pupille erweitert; ebenso ist das Hervortreten des Augapfels durch die Lähmung der aus dem N. oculomotorius zum M. retractor bulbi gehenden Nervenfasern bedingt. Wir möchten uns der gleichen Ansicht anschliessen, da nur auf diese Weise eine Erklärung der wirklich vorhandenen Erweiterung der Pupille möglich ist. Wenn Kölliker auf die Reizung des Halssympathicus keine Erweiterung gesehen hat, so ist das wohl wieder auf die Grösse seiner Dose zurückzuführen: grössere Dosen werden hier ebenfalls lähmen.

6., Elektrische Nerven der elektrischen Rochen Torpedo.

Zu den elektrischen Organen der elektrischen Fische resp. der Torpedo läuft vom Gehirn, aus dem Lobus electricus, beiderseits ein Nerv, dessen Reizung elektrische Entladungen zur Folge hat, gerade so, wie die Reizung eines motorischen Nerven die Contraktion des zugehörigen Muskels veranlasst. Diese Analogie in der Wirkung legte es nahe, zu untersuchen, ob die elektrischen Nerven resp. ihre peripheren Endverzweigungen der Wirkung des Curare ebenso schnell oder überhaupt erliegen, wie das bei den motorischen Nerven so ausserordentlich der Fall ist. Die ersten Versuche darüber sind von Moreau [1]) angestellt worden, welcher fand, dass die elektrischen Nerven noch Entladungen ihres Organs hervorrufen, wenn die motorischen Nerven des Fisches vollständig gelähmt sind; seine Dose betrug 3—4 Cc. einer 2% Lösung.

Etwa um die gleiche Zeit hatte auch Matteucci [2]) die elektrischen Rochen mit Curare vergiftet, aber dasselbe vollkommen unwirksam gefunden; er berichtet: „Ho preso due Torpedini ad una delle quali ho injettato sotto la pelle della schiena una certa quantità di soluzione di Curara. Noterò di non aver riscontrato differenza nel tempo trascorso fino a che le due Torpedini si potessero considerare

1) Comptes rendus. 1860. S. 573.

2) Sul potere elettromotore dell' organo della Torpedine. Il nuovo cimento 1860. XII. Julio-Agosto p. 9.

morte, ne mi è parso scorgere una differenza distinta fra le contrazioni svegliate nei due pesci irritando la midolla spinale. Questa esperienza comparativa fu ripetuta tre volte e non trovai alcuna differenza notevole fra il potere elettromotore degli organi dei due pesci."

Im Jahre 1871 theilte Marey Versuche über die Wirkung des Curare mit, in denen er eine Wirkung desselben auf den elektrischen Nerven gesehen hat: „Cette paralysie (d. h. des elektrischen Organs) peut aussi avoir lieu par l'effet du curare, bien que l'action de ce poison soit plus lente sur les nerfs électriques, que sur la plupart des nerfs du mouvement;" es tritt also die Wirkung auf die elektrischen Nerven später ein, als die auf die Nerven der willkürlichen Bewegung.

Endlich hat Fr. Boll[1]) 1873 Versuche mitgetheilt, nach denen die elektrischen Nerven der Rochen so wenig wie bei Moreau und Matteucci vom Curare gelähmt werden.

Im Herbst des Jahres 1874 habe ich selbst auf der zoologischen Station des Hrn. Dr. Dohrn in Neapel über denselben Gegenstand Versuche angestellt[2]) und bin zu gleichem Resultat wie Marey gekommen. Die Versuche sind folgende:

Zur Prüfung der Funktionsfähigkeit des elektrischen Nerven wird zunächst der Fisch nur mechanisch im Wasser gereizt, so dass ich selbst die Schläge empfinden muss, ein Verfahren, das ich an einer andern Stelle[3]) geschildert habe; eine für den Fisch sehr unschädliche Prüfung; im weiteren Verlaufe des Versuches werden erst die Lobi electrici und später der elektrische Nerv selbst durch Inductionsströme gereizt.

1) Eine Torpedo marmor. von 54 Gr. Gewicht erhält 4 h. 28 M. 5 Mgr. Curare subkutan; schon nach 5 M. lässt sich dieselbe auf den Rücken legen, ohne sich wieder umwenden zu können; die Athmung fängt an unregelmässig zu werden; giebt starke elektrische Schläge; 4 h. 43 M. liegt ganz ruhig auf dem Sande ohne Athmung; auf Kneifen des Schwanzes heftige Reflexbewegung; 5 h.

1) Beiträge zur Physiologie v. Torpedo. Reichert's u. du Bois-Reymond's Archiv 1873. S. 76—102.

2) J. Steiner. Ueber die Wirkung des amerikanischen Pfeilgiftes Curare. Eine vergleichend-physiologische Untersuchung. Reichert's u. du Bois-Reymond's Archiv 1875.

3) Ueber die Immunität der Zitterrochen Torpedo gegen ihren eigenen Schlag. Ebenda 1874. 684—700. S. 145—176.

25 M. Reflexbewegung, aber kein fühlbarer elektrischer Schlag; 5 h. 50 M. keine Reflexbewegung mehr; senkt man um 6 h. 2 Nadelelektroden in die Lobi electrici und reizt dieselben elektrisch, so zuckt das auf das elektrische Organ aufgelegte Nervmuskelpräparat als Zeichen einer erfolgten Entladung; 6 h. 15 M. auf elektrische Reize der Lobi keine Zuckung des aufgelegten Froschschenkels.

2) Eine Torpedo ocell. von 74 Gr. erhält 10 h. 14 M. 5 Mgr. Curare; 10 h. 18 M. lässt sich auf den Rücken legen, Respiration wird unregelmässig; 10 h. 25 M. starke Reflexbewegungen und fühlbare elektrische Schläge; 11 h. 40 M. keine Reflexbewegung und kein fühlbarer Schlag. Directe Reizung des Lobus electr. bei 13 Centimeter Rollenabstand Zuckung des Froschschenkels. 12 h. der elektrische Nerv wird präparirt, bewirkt aber, bei dem vorigen Rollenabstand gereizt, keine Entladung; erst bei 65 Cm. zuckt der Froschschenkel; 12 h. 10 M. erfolgt auf Reizung des elektrischen Nerven keine Zuckung des Froschschenkels mehr.

3) Eine Torpedo ocell. von 114 Gr. erhält 2 h. 56 M. 5 Mgr. Curare; 3 h. 15 M. lässt sich auf den Rücken legen, ohne sich umwenden zu können; Respiration noch vollkommen gut; 4 h. 25 M. Respiration hat aufgehört, nur hin und wieder eine tiefe Inspiration; 4 h. 30 M. Reflexbewegung und fühlbare elektrische Schläge; 5 h. 20 M. ebenso; 5 h. 45 M. kaum eine Reflexbewegung, aber noch fühlbare Schläge, die indessen entschieden schwächer geworden sind.

Um 6 h. wurde der Versuch unterbrochen, um zu sehen, ob sich der Fisch von dieser Dose wieder erholen könnte. Am nächsten Morgen ist der Fisch vollständig todt.

4) Eine Torp. marmorat. von 125 Gr. erhält 1 h. 25 M. 5 Mgr. Curare; 1 h. 45 M. lässt sich leicht auf den Rücken legen, Respiration hat schon aufgehört, aber fühlbare elektrische Schläge, sowie starke Reflexbewegung; 3 h. Reflexbewegungen, aber keine fühlbaren Schläge; 4 h. 35 M. Zuckung des Froschschenkels auf direkte Reizung der Lobi electrici; ebenso 6 h. 15 M., wo der Versuch abgebrochen wird; das Herz schlägt noch. Am nächsten Morgen ist der Fisch todt.

5) Eine Torp. ocell. von 92 Gr. erhält 3 h. 33 M. 5 Mgr. Curare; 10 h. 9 M. lässt sich auf den Rücken legen; 10 h. 50 M Respiration unregelmässig, Reflexbewegung gut. 11 h. Respiration hat aufgehört, Reflexbewegung und fühlbarer elektrischer Schlag. 11 h. 22 M. keine Athmung. 1 h. 18 M. keine Reflexbewegung,

aber fühlbarer, wiewohl schwächerer elektrischer Schlag. 2 h. 30 M. noch fühlbarer elektrischer Schlag; 2 h. 45 M. kein fühlbarer elektrischer Schlag; 3 h. 30 M. Zuckung des aufgelegten Froschschenkels bei Reizung der Lobi electr.; 4 h. 25 M. keine Zuckung mehr auf elektrische Reizung der Lobi.

Gehen wir zunächst zur Analyse dieser 5 Versuche über und betrachten das Verhalten der elektrischen Nerven, so finden wir allen Versuchen gemeinsam, dass nach einer gewissen Zeit elektrische Schläge nicht mehr zu fühlen sind. Ich habe anfangs, da die Lähmung der sensiblen Nerven noch nicht bewiesen ist und eine Lähmung der Lobi electr. effectiv nicht bestand, schon aus diesem Umstande auf ein Ergriffensein der elektrischen Nerven schliessen wollen; vielleicht ist der Schluss nicht falsch, keineswegs aber ist er bindend, denn, wie ich später noch auseinanderzusetzen Gelegenheit haben werde, ist ebensowenig bewiesen, dass um diese späte Zeit die sensiblen Nerven noch functioniren. Doch wird man sich bei derartigen Vorversuchen sagen, dass, da die sensible Bahn und das Centralorgan wahrscheinlich unversehrt sind, das Hinderniss im elektrischen Nerven seinen Sitz haben muss.

Daher ist dieses Empfinden des Schlages im Anfang immer ein gutes diagnostisches Merkmal für die Functionsfähigkeit des elektrischen Nerven und durchaus der stets mit materieller Verletzung des Fisches verbundenen elektrischen Reizung vorzuziehen.

Wir werden weiterhin den elektrischen Nerven gelähmt erachten nur dann, wenn wir auf elektrische Reizung der Lobi electr. oder des elektrischen Nerven selbst keine Entladung mehr werden wahrnehmen können.

In den beiden Versuchen 1) und 2) sehen wir in der That die Entladung ca. 2 Stunden nach der Vergiftung ausbleiben, ein Beweis für die eingetretene Lähmung des elektrischen Nerven. Dagegen finden wir in den Versuchen 3) und 4) selbst nach 5 Stunden, wo der Versuch abgebrochen wurde, den elektrischen Nerven noch functionsfähig; in Versuch 5) die Lähmung des elektrischen Nerven sogar erst nach 7 Stunden eintreten.

Welches ist der Grund dieser Differenz in den beiden Versuchsweisen? Es ist offenbar nur der Unterschied in der Körpergrösse. Während in allen 5 Versuchen die gleiche Dose von 5 Mgr. angewendet wird, sind die Körpergewichte 54,74; 114, 125, 92 Gramm; wie gross der Einfluss des Körpergewichtes ist, haben wir schon wiederholt gesehen.

Zum Beweise, dass auch hier kein anderer Grund für die Differenz vorliegt, und zur weiteren Demonstration der wirklich durch das Curare eintretenden Lähmung des elektrischen Nerven werden noch folgende Versuche mit höheren Dosen angestellt.

6) Eine Torpedo marmorat. von 178 Gr. Gewicht erhält 11 h. 8 M. 1 Centigr. Curare; 11 h. 10 M. lässt sie sich schon auf den Rücken legen; 11 h. 30 M. insufficiente Athmung, heftige Reflexe und fühlbare Schläge; 2 h. 30 M. Reflexbewegung, aber kein fühlbarer Schlag; 4 1/2 h. keine Reflexbewegung, aber Zuckung des Froschschenkels bei directer Reizung des elektrischen Nerven; 5 h. 25 M. ebenso; 6 h. 5 M. totale Lähmung des elektrischen Nerven. Herz schlägt.

7) Eine Torpedo ocell. von 129 Gr. erhält 10 h. 33 M. 1 Ctgr. Curare; 3 h. 15 M. keine Reflexbewegung und kein fühlbarer elektrischer Schlag; 4 h. 45 M. absolute Lähmung des elektrischen Nerven.

8) Eine Torpedo marmorat. von 253 Gr. erhält 10 h. 20 M. 1 1/2 Centigr. Curare; 10 h. 35 M. vollständige Wirkung des ersten Stadiums der Vergiftung; 4 h. 25 M. Zuckung des aufgelegten Froschschenkels bei directer Reizung des elektrischen Nerven; 5 h. 10 M. totale Lähmung des elektrischen Nerven.

9) Eine Torpedo ocell. von 302 Gr. erhält 10 h. 30 M. 1 1/2 Ctgr. Curare; 3 h. 15 M. keine Bewegung und kein fühlbarer elektrischer Schlag; 4 h. 2 M. absolute Lähmung des elektrischen Nerven. Herz schlägt.

Aus den angeführten Versuchen ist zu ersehen, dass der elektrische Nerv der Torpedo in der That durch das Curare gelähmt wird; dass diese Lähmung aber viel später eintritt, als die Lähmung der Bewegungsnerven; dass ferner der frühere oder spätere Eintritt der Lähmung von dem Körpergewicht des Thieres und der angewandten Dose ausserordentlich abhängig ist. Dagegen muss unentschieden bleiben, ob um diese Zeit nur die Terminalfasern oder auch schon der Stamm des elektrischen Nerven gelähmt sind.

Weshalb Matteucci und Moreau die Lähmung des elektrischen Nerven nicht sahen, lässt sich nicht nachweisen, wahrscheinlich weil sie nicht lang genug gewartet haben; dagegen konnte ich gegenüber den Versuchen von Boll deutlich eruiren, dass er bei seinen geringen Dosen eine Wirkung nicht hat erreichen können.

Demnach wäre der Gegenstand in positivem Sinne erledigt, müsste man sich nicht noch die Möglichkeit vorhalten, dass alle diese Erscheinungen, ausser der Giftwirkung, in einem weiteren causalen Zusammenhange mit einander stehen könnten, d. h. dass die auf den Respirationsstillstand eintretenden Lähmungen nur Folge der sistirten Athmung und nicht Folge der Einwirkung des Giftes seien.

Als solche kämen demnach in Betracht die Lähmung der Bewegungs- und der elektrischen Nerven. Was die ersteren betrifft, so sind wir berechtigt ohne jeden Versuch aus der Analogie mit anderen kaltblütigen Thieren, den Fröschen, zu schliessen, dass bei diesen Versuchen die Lähmung der motorischen Nerven nur Folge der Einwirkung des Giftes sei. Nicht ebenso glücklich sind wir dem elektrischen Nerven und noch weniger dem elektrischen Apparat gegenüber. Wenn wir auch für den elektrischen Nerven, dessen Identität mit den anderen Bewegungsnerven wir annehmen können, den oben angezogenen Analogieschluss wagen dürfen, so haben wir über das Verhalten des elektrischen Apparates d. h. wie lange seine Erregbarkeit ohne Athmung sich erhalten kann, nur sehr geringe Erfahrungen, die nicht gerade dafür sprechen, dass der elektrische Apparat seine Erregbarkeit sehr lange nach dem Tode behält, wie z. B. Valentin[1]) sagt: „In dem Todeskampfe verliert sich die Entladungsfähigheit nach und nach. Man sieht aus diesem Allen, dass sich die letztere durchaus der Muskelreizbarkeit parallelisirt. Doch schwindet in der Agonie die elektrische Kraft früher, als die Muskelirritabilität.“ Es ist demnach unser Resultat bezüglich der Lähmung des elektrischen Nerven gefährdet durch die Möglichkeit, dass in Folge der sistirten Athmung der elektrische Apparat unerregbar geworden ist, so dass desshalb die elektrischen Entladungen aufgehört haben und nicht in Folge der Lähmung des elektrischen Nerven.

Der entscheidende Versuch musste so angestellt werden, dass bei voller Integrität des Fisches die Athmung suspendirt wird, ein Zustand, der nur dadurch zu erreichen ist, dass die Athmungsnerven durchschnitten werden. Soviel ich mich aber in anatomischen oder physiologischen Handbüchern umsah, ich konnte nirgends eine An-

---

1) Valentin, Handwörterbuch der Physiologie von Rud. Wagner; Bd. I. Artikel Elektricität der Thiere. S. 261.

gabe über den Verlauf dieser Nerven bei Fischen finden. Wenn man aber einige Male die elektrischen Nerven blossgelegt hat, so bekommt man wohl den Eindruck, als müssten die Athemnerven mit den elektrischen Nerven bis zu den Kiemen hin verlaufen; man könnte also den gewünschten Zweck erreichen, wenn man einen Theil der elektrischen Nerven durchschneiden würde. Nachdem ich die hinteren Partien der elektrischen Nerven durchschnitten hatte, athmete der Fisch so gut, wie zuvor, als Beweis dafür, dass ich mich zunächst in meiner Voraussetzung geirrt hatte. Indem ich noch überlegte; auf welche Weise ich doch meinen Zweck erreichen könnte, fiel mir ein Ausweg ein, der folgender Ueberlegung entsprach.

Da eine Torpedo von 178 Gr. (9. Versuch) bei 1 Centigr. Curare nach ca. 6 Stunden einen noch erregbaren Apparat besitzt, wo die Respiration schon seit 5 Stunden cessirt, so kann, wenn durch eine höhere Dose der ganze Vorgang der Vergiftung so beschleunigt wird, dass die Entladungen schon aufhören, wenn die Athmung eine viel kürzere Zeit sistirt war, so kann, meine ich, dies nicht Folge etwa eingetretener Unerregbarkeit des elektrischen Organs sein, sondern muss als Folge der Vergiftung aufgefasst werden.

10) Eine Torpedo ocell. von 118 Gr. erhält 10 h. 13 M. $2\frac{1}{2}$ Centigr. Curare; 12 h. 50 M. totale Lähmung des elektrischen Nerven.

11) Eine Torpedo marmorat. von 336 Gr. erhält 12 h. 43 M. 5 Centigr. Curare; 4 h. 15 M. totale Lähmung des elektrischen Nerven.

Der erste Versuch, (10) bei dem wir ca. gleiches Körpergewicht wie in den früheren Versuchen 178 und 121 Gr. haben, zeigt sehr deutlich, wie die Wirkung auf den elektrischen Nerven durch die höhere Dose beschleunigt wird und beweist damit vollständig, dass das Aufhören der elektrischen Entladungen nach der Curarisirung der Torpedines, wie spät es auch eingetreten ist, nur Folge der lähmenden Wirkung des Giftes auf den elektrischen Nerven ist und nicht Folge der Unerregbarkeit des elektrischen Organs, herbeigeführt durch die Sistirung des Austausches der Athmungsluft.

Versuch 2 beweist dasselbe, wenn wir ihn mit dem 10. Versuch vergleichen.

Es folgt aber noch ein weiterer interessanter Schluss aus diesen beiden vergleichenden Versuchsreihen, nämlich der, dass das elektrische Organ, genau, wie der Froschmuskel, mehrere Stunden ohne Athmung seine Erregbarkeit behalten kann. —

Ueber die anderweitigen Erscheinungen bei der Lähmung von Fischen werden wir weiterhin noch zu berichten haben.

7., Sensible Nerven.

Ueber die sensiblen Nerven berichtet Cl. Bernard [1]): „Il (Curare) détruit le mouvement, mais reste sans action sur le sentiment". Um den Zustand der sensiblen Nerven unter dem Einflusse des Curare zu erfahren, machte Kölliker[2]) folgenden Versuch: Einem Frosche wird die Aorta zwischen den Nieren unterbunden und derselbe durch Urari am Rücken vergiftet.

4½ Min.	Ist vorn ganz gelähmt, hinten nicht, hüpft mit ganz gelähmten Armen.
7½ „	Macht immer noch willkürliche Bewegungen mit den Beinen und zeigt an denselben starke Reflexe bei Reizungen am Kopf, an den Fingern und an den Zehen. Arme vollkommen gelähmt.
11½ „	Ebenso.
21 „	Immer noch Reflexe von der vergifteten vorderen Körperhälfte aus auf die hinteren Extremitäten.
34 „	Reflexe sind nicht mehr zu erzielen, dagegen sind die Nerven der hinteren Extremitäten noch reizbar.
52 „	Ebenso.
1 St. 17 Min.	Nerven der hinteren Extremitäten nicht mehr reizbar.

Dieser erste Versuch zeigt schon, dass Gehirn, Mark und sensible Nerven auf jeden Fall viel weniger afficirt werden, als die motorischen Nerven. Nach einer längeren Reihe ähnlicher Versuche kommt Kölliker schliesslich zu der Ansicht, dass, da die sensiblen Nerven bei Urarivergiftungen so lange thätig bleiben, als Reflexe zu erzielen sind, und wenn eine gesunkene Reflexthätigkeit durch Strychnin neu gehoben wird, dieselben nicht im mindesten afficirt sind, es zweifelhaft erscheint, ob das Urari irgend eine Einwirkung auf dieselben hat. Haber[3]) spricht sich ebenfalls über die sensiblen Nerven aus; aus seinen Versuchen geht für ihn mit Sicherheit das

1) a. a. O. S. 345 u. 468.

2) a. a. O. S. 36 u. 72.

3) a. a. O. S. 107.

hervor, dass die sensiblen Nerven lange Zeit intakt und möglicher Weise noch selbst dann verschont bleiben, wenn schon das Rückenmark gelähmt ist. Kühne sagt, es scheint, dass die Wirkung des Pfeilgiftes auf die sensiblen Nerven eine ganz andere sei, als auf die motorischen; fügt aber hinzu, dass dieselben sich unter ganz anderen Bedingungen befänden, weshalb daraus Schlüsse für eine etwaige fundamentale Verschiedenheit beider Arten von Nerven unbegründet wären.

Es existirt demnach über das Verhalten der sensiblen Nerven unter den Autoren eine viel grössere Uebereinstimmung, als es bei anderen Nerven der Fall gewesen ist; sie stimmen alle darin überein, dass zur Zeit, wo die motorischen Nervenenden gelähmt sind, sogar nach v. Bezold, wenn schon die Stämme eine Herabsetzung ihrer Fortpflanzungsgeschwindigkeit zeigen und ferner, so lange das Rückenmark noch Reflexe leitet, auch die sensiblen Nerven noch nicht gelähmt sind. Bei Säugethieren kann man sich noch viel deutlicher von der Thätigkeit der sensiblen Nerven während der Vergiftung überzeugen. Während eines Blutdrucksversuches, der durchschnittlich etwa 3 Stunden dauern mag, erzielt man gerade so, wie bei einem unvergifteten Thiere, auch während der Vergiftung, wenn volle Bewegungslosigkeit vorhanden ist, durch Reizung sensibler Nerven, eine Steigerung des arteriellen Blutdrucks, was beweist, dass neben der ungehinderten Thätigkeit des Herzens, des vasomotorischen Systems und des Rückenmarkes auch die sensiblen Nerven noch ihre Funktion verrichten. Dabei sind indess noch folgende Punkte zu beachten: 1) Sind es in letzterem Falle die Stämme der sensiblen Nerven, welche gereizt werden; 2) werden auch, wie oben gezeigt, die motorischen Stämme erst nach mehreren Stunden gelähmt; 3) ist es unbekannt, wie gross die Differenz des Reizes ist, durch den die Reizung eines sensiblen Nerven die sensible Ganglie und die Reizung eines motorischen Nerven den Muskel zur Thätigkeit veranlassen kann; 4) wäre der Schluss sehr übereilt, dass, da die sensiblen Nerven zu irgend einer Zeit nicht gelähmt sind, dieselben überhaupt nicht gelähmt würden. Die schönste Illustration dazu bieten uns die elektrischen Nerven, welche, wie oben gezeigt, viel später, als die motorischen Nerven gelähmt werden. Angenommen nun, es könnte das elektrische Organ nur reflektorisch zur Thätigkeit veranlasst werden, so wären wir in diesem Falle in der gleichen Lage, wie bei den sensiblen Nerven. In der That aber sehen wir, werden die elektrischen Nerven doch gelähmt. Wir

Wir werden auch die Untersuchung der sensiblen Nerven in die der Stämme und ihrer peripheren Ausbreitungen in der Haut trennen.

Das Verhalten der Stämme der sensiblen Nerven ist stets nur in der Weise geprüft worden, dass der Stamm gereizt und beobachtet wurde, ob das andere Bein, dessen Gefässe unterbunden waren, reflektorisch zur Thätigkeit gebracht werden konnte. Nun ist zu bedenken, dass bei der analogen Prüfung der motorischen Stämme Affektion durch das Gift erst 6—8 Stunden nach der Vergiftung erwiesen werden konnte. Uebt man das gleiche Verfahren auch bei den sensiblen Nerven, so kann sie kein Resultat ergeben, da um diese Zeit das Rückenmark nicht mehr leitet; bedient man sich der feineren myographischen Methode, so kann eine Veränderung in den Leitungsverhältnissen der sensiblen Stämme ebenso auf eine Veränderung im Rückenmarke bezogen werden, die gerade erst durch die feinere Methode zum Vorschein gekommen wäre.

Ich ging deshalb in meinen Versuchen darauf aus, die sensiblen Nerven für sich, unabhängig vom übrigen Körper, insbesondere vom Rückenmark, das die meisten Hindernisse für die Untersuchung bietet, mit dem Gifte zu behandeln, und zwar sollte das Gift dem sensiblen Nervenstamme direkt applicirt werden. Einem Frosche wird der N. ischiadicus freigelegt, vor seinem Eintritt in den Unterschenkel durchschnitten, um das Ende ein Faden geschlungen und der ganze Nerv, mit Vermeidung jeder Blutung vermittelst Unterbindung aller ihn kreuzenden Gefässchen, bis ins Becken hinauf vollkommen aus seiner Umgebung losgelöst, danach der Frosch auf ein Brettchen auf dem Rücken befestigt. In der Gegend, wo derselbe mit dem Becken auflag, hatte das Brettchen einen Ausschnitt, durch welchen der Hüftnerv nach unten gezogen werden konnte. Derselbe wurde in ein mit Curarelösung gefülltes gebogenes Glasröhrchen gebracht, an seinem Faden hindurchgezogen und der letztere so befestigt, dass der Nerv das Röhrchen selbst tragend ziemlich lose und ganz frei in der Giftlösung hing. Ich hatte erst vor, ihn in ein darunter stehendes, mit dem Pfeilgift gefülltes Näpfchen zu legen, indess trotz seiner Länge kam doch nur eine kleine Strecke desselben hineinzuliegen; näherte man das Näpfchen noch mehr, so lief man Gefahr, den Frosch von der Wunde aus in toto zu vergiften, was durchaus vermieden werden sollte. Um die Reflexaktionen des Frosches zu erhöhen, wurde derselbe ganz leicht strychnisirt. In der darauf folgenden Zeit wurde in Zeiträumen von je ein bis zwei Stunden der Nerv elektrisch gereizt, wobei er jedesmal aus der Flüssigkeit herausgeholt wurde. Ich habe noch nach 20 und mehr Stunden von diesem Nerven aus Reflexzuckungen erhalten; überhaupt so lange, als er nicht vertrocknet war, was jedesmal geschah, wenn er 24 Stunden und darüber in dem Pfeilgift gehangen hatte. Ich bin daher der Ansicht, dass bei dieser Art der Vergiftung der sensible Nervenstamm trotz seines peripheren Querschnittes und trotz der kleinen Querschnitte an den Abgangsstellen seiner Oberschenkeläste, gerade so wenig von dem Pfeilgift afficirt wird, wie wir das auch von den motorischen Stämmen gesehen haben. Ich habe, obgleich ich nach meinen Erfahrungen am motorischen Nerven für die sensiblen Stämme nichts Besseres, als dort erwarten konnte, diesen Versuch sehr häufig wiederholt, ohne je ein anderes Resultat zu erhalten. Nur möchte ich dabei noch darauf aufmerksam machen, dass auch hier manchmal eine allgemeine Vergiftung des Frosches durch Aufsteigen des Giftes am Nerven zur Wunde stattfindet, wogegen man sich indess dadurch schützen kann, dass man einen grossen Frosch wählt und von dessen langem Hüftnerven auch eine längere centrale Strecke zwischen Wunde und Glasröhrchen frei lässt. Es ist wohl selbstverständlich, dass mit der Dauer des Versuches auch die Induktionsströme verstärkt werden müssen, um die Reflexzuckung zu erhalten, dass also die Erregbarkeit gesunken war, indess war dieselbe niemals so sehr gesunken, als dass sie nicht auf zeitliche Veränderungen hätte bezogen werden können.

Wir kommen jetzt zu dem Verhalten der sensiblen Endigungen in der Haut, die durch Reize auf die Haut erregt werden. Hierher gehören alle die Versuche, in denen durch Hautreize des vergifteten Beines in dem anderen unvergifteten Beine noch Reflexbewegungen hervorgerufen wurden. Sie beweisen alle, dass die sensiblen Nervenendigungen nicht, wie es bei den motorischen Enden in der That der Fall ist, absolut gelähmt sind; sie beweisen indess niemals, dass die sensiblen Enden überhaupt gar nicht gelähmt sind. Um das beweisen zu können, muss offenbar nachgewiesen werden, dass um diese Zeit die sensiblen Enden des vergifteten Beines genau auf dieselbe Reizstärke noch reagiren, wie die sensiblen Enden eines unvergifteten Beines. Während meines Aufenthalts in Florenz 1874 hatte Herr Prof. M. Schiff die Freundlichkeit, mir Versuche zu zeigen, die unter seiner Leitung von C. Lange [1]) gemacht, dem

1) C. Lange. Experimentelle Beiträge z. Lehre vom amerik. Pfeilgifte. Zeitschrift für Biologie Bd. IV. S. 397.

von mir eben ausgesprochenen Postulate entsprechen. Einer dieser Versuche möge hier Platz finden.

16. Versuch. Ligatur der Aorta abdom. und des rechten Vorderbeines. 1 Tropfen Curare.

Nach 10'': Das Hautgefühl fängt an stumpfer zu werden; die zwei Vorderbeine zeigen keinen Unterschied. — 1 Tropfen der Strychninlösung.

„ 25'': Keine charakteristische Strychninwirkung. Durch stärkere Irritation der Haut des unterbundenen Vorderbeines werden Bewegungen der beiden Hinterbeine hervorgerufen; die Hautirritation am linken Vorderbeine bleibt erfolglos.

„ 40'': Derselbe Zustand. Neue Strychnindosis.

„ 50'': Schwache Spuren von strychnischen Zuckungen werden durch Hautirritation am rechten Vorderbein bewirkt; die Haut des linken scheint immer insensibel.

„ 60'': Starke Strychninwirkung. Der Unterschied der Sensibilität der beiden Vorderfüsse sehr ausgeprägt.

„ 75'': Depression.

Diese Versuche zeigen demnach, dass von zwei sensiblen Nerven, deren einer der Giftwirkung ausgesetzt, der andere derselben durch Unterbindung seiner Gefässe entzogen war, der erstere gegenüber dem letzteren, in seiner Funktion geschwächt war.

Auf der anderen Seite ist leicht einzusehen, dass das Resultat dieser Versuche durchaus in Uebereinstimmung mit den Beobachtungen früherer Forscher steht; in beiden Fällen war die Fragestellung verschieden, dem entsprechend fiel auch die Antwort aus.

Ich hatte gewünscht, die Versuche noch etwas exakter anzustellen; ganz besonders ist es nöthig, die beiden Reize, welche das vergiftete und unvergiftete Bein treffen, von genau gleicher Grösse zu haben. Solche Gleichheit des Reizes erreicht man am besten mit Hülfe des elektrischen Stromes; es wurden deshalb, im Uebrigen jenen gleiche Versuche, so angestellt, dass die beiden zu vergleichenden Beine an symmetrischen Stellen der Haut mit je zwei gleich starken Drähten umwunden wurden, die zu einer Pohl'schen Wippe mit herausgenommenem Kreuze führten; von hier aus führten Drähte zum Schlüssel, der mit der sekundären Spirale eines du Bois'schen

Schlittens in Verbindung war, welcher durch 1 Daniell in Bewegung gesetzt wurde. Mit Hülfe der Pohl'schen Wippe konnte der Strom beliebig, bald dem einen, bald dem anderen Beine zugeführt werden. In dieser Weise angestellte Versuche ergaben ein gleiches Resultat, wie die von C. Lange; nur muss ich erwähnen, dass die Resultate manchmal inkonstant sind, aber sie sind doch beweisend, wenn man bedenkt, dass sich das unvergiftete Bein stets unter der ungünstigen Bedingung der Blutleere befindet. — Es erscheinen demnach die sensiblen Enden in der Haut ebenfalls durch das Pfeilgift angegriffen, aber nicht in der absoluten Weise, wie es um diese Zeit schon die motorischen Nervenenden sind.

Der von einigen Seiten beliebte Schluss aus der Verschiedenheit der Curarewirkung gegen die Identität von motorischen und sensiblen Nerven steht demnach auf sehr schwachen Füssen und verliert wohl seinen Halt vollständig, wenn wir daran erinnern, dass die Enden der motorischen Nerven der Fische, wie wir weiter unten zeigen werden, erst mehrere Stunden nach der Aufnahme des Giftes gelähmt sind; von den Stämmen wissen wir vor der Hand nichts, aber aus Analogie möchten wir schliessen, dass sie vielleicht erst in 12—15 Stunden gelähmt sind, oder sogar gar keine nachweisbare Lähmung darbieten werden. Konsequenterweise musste jene Ansicht auf eine Verschiedenheit der motorischen Nerven der Fische und der übrigen Wirbelthiere schliessen. Die Konsequenz müsste indess noch viel weiter gehen. Wir hatten zusammen mit Hrn. Schiff in Florenz in seinem Garten eine der dort und in ganz Unteritalien so häufigen Lacerta muralis gefangen; es war ein kleines Exemplar, dem subkutan eine Curaredosis injizirt wurde, wie sie stets hinreicht, um einen mittelgrossen Frosch vollkommen bewegungslos zu machen; auch unsere Eidechse wurde bewegungslos, aber als Hr. Schiff mit bekannter Fertigkeit den Hüftnerven frei präparirt, durchschnitten und, wohl isolirt, gereizt hatte, zuckte der Unterschenkel ganz vortrefflich; es war also um diese Zeit der motorische Nerv vollständig ungelähmt, und er war es noch nach über einer halben Stunde und wie Hr. Schiff hinzufügte, in manchen Fällen noch nach einer Stunde. Wäre es damit nicht an der Zeit, auch die Identität der motorischen Nerven des Frosches und der ihm so nahestehenden Eidechse aufzugeben?

Wir können aus diesen Beobachtungen schliessen, dass die durch viele andere Beweise wohlbegründete Lehre von der Identität der motorischen und sensiblen Nerven durch diese Angriffe nicht im mindesten erschüttert werden kann.

8., Sekretionsnerven.

Cl. Bernard hat bei vier Vergiftungen mit Curare, an zwei Hunden und zwei Kaninchen, bei denen die Respiration künstlich unterhalten wurde, eine auffallende Vermehrung der Thränen- und Speicheldrüsen, des Panreas und der Nieren, ausserdem nach Verlauf von 1—2 Stunden Zucker im Harn auftreten sehen; er schliesst daraus auf eine Steigerung der Thätigkeit der vegetativen Sphäre. Dieselben Beobachtungen hat auch Kölliker[1]) gemacht; derselbe findet indess den Drüsennerven der Submaxillardrüse zur Zeit, wo eben der Hüftnerv gelähmt war, ebenfalls gelähmt: Thränen und Harn fliessen reichlich, Leber, Lungen und Nieren waren blutreich. Dagegen will Bidder[2]) nichts von vermehrter Thränensekretion wissen und wenn bei Kaninchen mitunter die Augen etwas feuchter zu sein scheinen, so dürfte dies wohl daher kommen, dass durch die Lähmung der Augenlider die frühere Vertheilung über den ganzen Augapfel und das Abfliessen derselben nach dem Thränenkanal nicht mehr mit derselben Regelmässigkeit geschehe. Bei Kaninchen habe ich selbst kaum je eine vermehrte Thränensekretion gesehen, dagegen öfter bei Hunden, indess lässt sich gegen Bidder's Argumentation nichts einwenden.

Ebenso läugnet Bidder[3]) die vermehrte Sekretion des Speichel's, hat aber über das Verhalten des Speichelnerven während der Vergiftung keine Erfahrung; meint indess, dass eine vermehrte Absonderung aus dem Munde auch Folge der Lähmung der Schlingmuskeln sein kann. Bei Kaninchen habe ich während der Vergiftung niemals eine Vermehrung der Speichelsekretion gesehen, dagegen ist dieselbe bei Hunden stets ganz ausserordentlich gross; doch geht aus zahlreichen Versuchen von R. Heidenhain an dem Speicheldrüsennerven hervor, dass derselbe nicht gelähmt wird. Auch hier muss man die Resultate der älteren Beobachter ihren grossen Dosen zuschreiben.

Ebensowenig 'gesteht Bidder die vermehrte Nierensekretion

---

1) a. a. O. S. 19 u. 20.
2) a. a. O. S. 356 u. 357.
3) a. a O. S. 356.

zu, nur dass, wie Cl. Bernard schon sagt:[1]) „l'urine s'échappe de la vessie," und ebenso Kölliker, dass der Harn von selbst abfloss. Zur Erklärung genügt aber auch Bernard's Hinweisung: „les sphinctères se détendirent"; Bidder hat sich durch eigne Versuche überzeugt, dass der Sphincter vesicae in seinem Tonus nachgelassen hat, während der Detrusor weiter funktionirt. Das Vorhandensein von Zucker haben mit Bernard sämmtliche Autoren bestätigt. —

9., Cerebrospinalsystem.

Ueber den Eintritt der Lähmung des Rückenmarkes durch das Curare sind die Autoren im Allgemeinen einig; dieselbe beginnt etwa nach 3—5 Stunden bei mittleren Dosen; im Uebrigen hängt der zeitlichere oder spätere Entritt der Rückenmarkslähmung von der Menge des eingeführten Giftes ab. — Was das Grosshirn anlangt, so schliesst Cl. Bernard aus dem oben beschriebenen Verhalten eines vergifteten Hundes für die Säugethiere eine centrale Betheiligung an der Vergiftung aus. (Leçons etc. p. 342). Kölliker[2]) unterband bei Fröschen die Aorta abdominalis und die Art. cutaneae occipitales, um zu sehen, ob die Thiere danach noch selbständige Bewegungen ausführen; er findet, dass dieselben nach 20—30 Minuten grösstentheils ausbleiben; nimmt also eine Affection des Grosshirns als Folge der Vergiftung an.

Am besten lässt sich bei Fischen das Verhalten des Grosshirns studiren, da bei denselben die Wirkung auf die peripheren Nerven sehr spät eintritt. Ich habe in zahlreichen Versuchen, besonders an Aalen, Rochen und Haien gesehen, dass schon 10 Minuten nach der Aufnahme des Giftes jede willkürliche Bewegung aufgehört hat, während alle Reflexe noch in promptester Weise ausgeführt werden, ja noch 2 Stunden und darüber fortdauern hönnen. Ich betrachte es demnach für die Fische als bewiesen, dass der peripheren eine centrale Lähmung voraufgeht, die sich äussert in dem Fehlen jeder willkürlichen Bewegung. Hierbei lässt sich indess nicht entscheiden, ob es die Grosshirnganglien sind, die gelähmt werden, oder vielleicht intrakranielle Nervenfasern, die die Ver-

---

1) a. a. O. S. 273 u. 274.
2) a. a. O. S. 38.

bindung nach dem Rückenmark hin vermitteln. Wahrscheinlicher erscheint mir das erstere.

Nun ist nicht anzunehmen, dass das Gehirn der höheren Wirbelthiere sich anders verhält, als das der Fische; dass vielmehr die bei den ersteren auch eintretende Lähmung nur durch die gleichzeitig eintretende Lähmung der pheripheren Theile maskirt werde. Aus diesem Gesichtspunkte habe ich Frösche und Kaninchen mit kleinen Dosen vergiftet und dabei stets als erstes Symptom der Vergiftung ein Sinkenlassen des Kopfes beobachtet; das Thier verliert also sein Gleichgewicht zu einer Zeit, wo die peripheren Nerven noch alle in Funktion sind. Nun könnte man aber dieses Sinkenlassen des Kopfes auf eine beginnende Schwächung der Kopfmuskeln beziehen, indess steht es fest, dass die Vergiftung bei den hinteren Extremitäten beginnend zuletzt die Nerven der Kopfmuskeln erfasst; es lässt sich sehr leicht die Beobachtung machen, dass wenn alle übrigen Muskeln nicht mehr bewegt werden, der Schluss der Augenlider und Reflexe von der Zungenschleimhaut auf die Zungenmuskeln in schönster Weise noch ausgeführt werden. Wir möchten demnach mit vieler Wahrscheinlichkeit aus diesen Beobachtungen und aus der Analogie mit den Fischen eine Affektion des Grosshirns unter dem Einflusse des Giftes annehmen. Bei Hunden habe ich dieses Sinkenlassen des Kopfes um diese Zeit nicht gesehen, im Gegentheil hob der Hund angerufen den Kopf noch zu mir auf, wenn die hinteren Extremitäten schon anfingen, den Dienst zu versagen. Daraus auf eine Nichtbetheiligung des Grosshirns zu schliessen, wäre ungerechtfertigt; es kann in diesem Falle die centrale Lähmung der peripheren bald nachfolgen, die ich aus Analogie nicht aufgeben möchte.

Auch die Herzbewegungen erfahren durch das Curare nach v. Bezold eine wesentliche schädliche Einwirkung, die wächst mit der Menge des Giftes, mit der Zeit, während welcher es einwirkt und mit der Temperatur, bei welcher es seine Einwirkung ausübt; immerhin schlägt das Herz eines Frosches 30—50 Stunden unbeschädigt weiter. Ob aber Ganglien, Nervenfasern oder beide gelähmt sind, das lässt sich nicht entscheiden. Viel mehr als das Blutherz des Frosches werden seine Lymphherzen durch das Gift angegriffen; dieselben stehen nach Kölliker 10 Minuten nach der Injektion des Giftes in Diastole still.

10., Das Muskelsystem.

Hat man einen Frosch mit Curare vergiftet, sind danach die motorischen Nerven vollkommen gelähmt, sodass ihre Reizung keine Muskelzuckung mehr auszulösen vermag, so tritt doch, wie zuerst Cl. Bernard [1]) gezeigt hat, auf direkte Reizung des Muskels eine Zuckung desselben ein, die sich von der eines unvergifteten Muskels nicht unterscheidet; der Unterschied liegt nur darin, dass die Contraktionsfähigkeit des vergifteten Muskels länger anhält, als die des unvergifteten; er meint, dass diese längere Dauer der Leistungsfähigkeit dem Einflusse des Blutstromes zuzuschreiben sei, welcher dem unvergifteten durch Unterbindung seiner Gefässe abgeschnitten werde, eine Vermuthung, die schon durch den Versuch bestätigt ist, indem Ettinger [2]) zeigte, dass die Erregbarkeit des bluterfüllten Muskels später erlösche, als die des blutleeren. Bei Säugethieren bleiben die Muskeln während der Vergiftung ebenfalls vollkommen erregbar; ein Vergleich mit der andern Seite ist unthunlich, weil die dort nöthige Unterbindung der Blutgefässe bekanntlich den Muskel unerregbar macht. Kölliker [3]) findet, dass die willkürlichen Muskeln bei Curarevergiftungen vollkommen reizbar bleiben, jedoch eine grössere Geneigtheit zu blos örtlichen Contraktionen haben. Im Allgemeinen scheint die Todtenstarre in diesen Muskeln später einzutreten, als sonst; (Letzteres erklärt sich aus der bekannten Thatsache, dass Muskeln um so früher erstarren, je mehr Arbeit sie vorher geleistet haben und umgekehrt). J. Rosenthal [4]) hat dagegen gezeigt, dass der mit Curare vergiftete Muskel weniger reizbar, als der unvergiftete sei; es folgt indess daraus noch nicht, dass die Muskelfaser durch das Gift verändert sei, sondern nur so viel, dass es stärkerer galvanischer Reize bedarf, um die von jedem Nerveneinflusse befreite Muskelfaser in Thätigkeit zu versetzen, als die, deren Nerven noch leistungsfähig sind. In einer späteren Versuchsreihe haben Kölliker und Pelikan [5]) gefunden, dass die vergifteten Muskeln in der überwiegenden Mehrzahl der Fälle mehr

---

1) a. a. O. S. 322.

2) F. J. Ettinger, Relationen zwischen Blut u. Erregbarkeit der Muskeln. Diss. München. 1860.

3) a. a. O. S. 73.

4) J. Rosenthal. Ueber die relative Stärke der direkten u. indirekten Muskelreizung. Moleschott's Untersuch. z. Naturlehre 1857. Bd. III.

5) Würzburger Berichte 1858.

leisteten, als die anderen, ohne indess aussprechen zu wollen, dass wirklich die Leistungsfähigkeit der Muskeln erhöht ist. Es lässt sich noch in anderer Weise darthun, dass die Muskeln durch das Curare nicht afficirt werden, indem man sie nämlich vermittelst des Myographion's ihre Zuckung selbst aufschreiben lässt; diese Zuckungskurve des vergifteten Muskels fand zunächst E. Pflüger und nach ihm v. Bezold [1]) bei direkter Reizung des Muskels unverändert gegen die des unvergifteten. Dagegen berichtet der letztere, dass bei der Reizung vom Nerven aus, wenn die Fortpflanzungsgeschwindigkeit im Nerven beträchtlich vermindert war, der zeitliche Verlauf der Zuckung verändert und zwar bedeutend verzögert wird. [2]) Die Veränderung der Zuckungskurve tritt indess erst dann ein, wenn die Fortpflanzungsgeschwindigkeit im Nerven bedeutend herabgesetzt ist; eine Erscheinung, die erst nach ca. 3 Stunden beobachtet wird; könnte diese Veränderung der Kurve nicht die Folge des Umstandes sein, dass dieser Muskel so lange seines Blutstromes beraubt ist? Frl. Farner hat bei L. Hermann endlich gefunden [3]), dass die absolute Kraft der Curaremuskeln von der unvergifteter Parallelmuskeln nur um Grössen, die innerhalb der Fehlergrenze liegen, verschieden ist.

H. Röber [4]) hatte sich ebenfalls mit der Untersuchung der Leistungsfähigkeit des Curaremuskels beschäftigt und findet dieselbe um 17% gegen die des unvergifteten Muskels erhöht. Als Maass der Leistungsfähigkeit diente das Produkt aus Belastung in Hubhöhe der verschiedenen Reizungen addirt; er erklärte diese höhere Leistungsfähigkeit der Muskeln, ebenso wie die Erhöhung ihrer elektromotorischen Kraft aus der Blutüberfüllung derselben nach der Vergiftung, denn auch mit Calaber vergiftete und dadurch blutreiche Muskeln zeigen die gleiche Steigerung ihrer Leistung.

II., Applikation des Pfeilgiftes an verschiedenen Körpergegenden.

Alle Substanzen, welche dem Organismus einverleibt werden, können eine Wirkung auf denselben ausüben, nur wenn sie in die Blut- oder im weitesten Sinne Ernährungsflüssigkeit gelangt sind; die Geschwindigkeit der Wirkung wird abhängen von der Geschwindig-

1) a. a. O. S. 176.
2) a. a. O. S. 191.
3) L. Hermann. Lehrbuch der exp. Toxikologie. S. 305.
4) a. a. O. S. 462.

keit, mit welcher die Substanz in das Blut gelangt. Es wird daher die schnellste Wirkung offenbar dann eintreten, wenn man diese Substanzen direkt in das Blut bringt. Injizirte Kölliker[1]) einem Frosche eine sehr kleine Dose von Curare in die Bauchvene, so war derselbe sofort bewegungslos; nach 30 Sek. ist kein Nerv mehr reizbar. Ebenso trat bei einem Kaninchen nach Injektion von 1 Centigr. des Giftes in die Ven. jug. ext. der Tod fast momentan ein.

Weniger schnell erfolgt die Wirkung des Giftes vom subkutanen Bindegewebe und den serösen Häuten aus, indess immer noch so schnell, dass bei jenen Dosen der Tod in 10—15 Minuten sowohl beim Frosch, wie beim Kaninchen eintritt. Diese beiden letzteren Applikationsstellen sind auch diejenigen, denen wir uns im Allgemeinen zu bedienen pflegen; indess zieht man in Versuchen an Säugethieren, um Zeit und Gift zu sparen, die direkte Injektion in's Blut vor. — Vielfach anders gestaltet sich der Vorgang nach der Applikation des Giftes auf Schleimhäute. Nach Cl. Bernard[2]) ist das Gift unwirksam, wenn man es einem erwachsenen Säugethiere in den Magen bringt, ebenso wirkungslos ist es beim Einspritzen in die Blase und die Conjunktivalschleimhaut. Diese Immunität der Säugethiere gegen das in den Magen gebrachte Gift ist indess keine absolute; sie bezieht sich nur auf in der Verdauung begriffene Thiere; ein nüchterner Hund zeigt vollständige Vergiftungserscheinungen. Dagegen ist das Gift wirksam vom Mastdarm aus; nach einigen Augenblicken war das Thier vollkommen bewegungslos, es fehlten alle Reflexe; aber das Herz schlug und einige Athembewegungen waren noch zu beobachten, die indess sehr langsam waren. Man verliess das Thier als todt, fand es aber am nächsten Morgen am Leben. Es wirkt also wohl das Gift vom Mastdarm aus, aber nicht so stark wie bei subkutaner Injektion, denn in diesem Falle muss die Athmung, wenn auch mangelhaft, fortbestanden und ausgereicht haben, das Leben zu unterhalten. Unwirksam ist das Gift von der Schleimhaut der Luftröhre, dagegen tödtlich von den Bronchien und den Alveolen aus. Brachte Cl. Bernard das Gift in den Ausführungsgang der Unterkieferspeicheldrüse oder in den Ausführungsgang des Pancreas, so erfolgte der Tod in sehr kurzer Zeit. Anders als die Säugethiere verhalten sich die Vögel, die sonst gegenüber dem Gifte mit den Säugethieren

1) a. a. O. 30.
2) a. a. O. S. 282—293.

vollständig übereinstimmen. Brachte Cl. Bernard einer Taube das Gift in den Magen, so traten die Vergiftungserscheinungen ebenso rasch, wie nach subkutaner Injektion ein; das gleiche Verhalten zeigen die Frösche, nur schien es etwas langsamer als bei subkutaner Applikation zu wirken.

Bei Säugethieren wirkt das Gift nicht von der unversehrten Haut aus; dagegen ist dies bei Fröschen der Fall, doch mit einer gewissen Einschränkung. Brachte nämlich derselbe Forscher einem Frosche, der sich einige Zeit an der Luft befunden hatte, einige Tropfen Curarelösung auf die Haut, so war derselbe nach 10 Minuten todt; dagegen zeigte ein anderer Frosch, dessen Körper zum Theil im Wasser war, und auf dessen Haut man einige Tropfen Gift brachte, keine Vergiftungserscheinungen; brachte man ihn abgetrocknet an die Luft und tropfte ihm jetzt einige Tropfen des Giftes auf, so starb er nach einer halben Stunde. Cl. Bernard erklärt die Differenz daraus, dass der Frosch an der Luft seine Hautoberfläche frei von Schleim hält, während dieselbe, im Wasser mit Schleim überzogen, das Gift nicht aufzunehmen vermag.

Alle diese Angaben werden im Ganzen von Kölliker bestätigt; nur in den Versuchen über die Absorption des Giftes von der äusseren Haut zeigt ein Versuch Kölliker's und späterer Untersucher Differenzen. Brachte Kölliker[1]) einen Frosch in eine sehr diluirte Lösung von Curare, so zeigte derselbe nach 23 Stunden die ersten Lähmungserscheinungen, erst nach 24 Stunden war er vollkommen bewegungslos; doch könnte nach Kölliker's Ansicht die Wirkung auf vom Darm her resorbirtes Curare zu beziehen sein. Haber[2]) hing seine Frösche an einem Galgen an den vorderen Extremitäten auf; die unteren Extremitäten gingen durch bis an die Hälfte der Oberschenkel reichende Glascylinder, die unten mit Guttaperchakappen so verschlossen waren, dass die Pfoten eben hindurch gezogen werden konnten; die Guttaperchakappen wurden um den Schenkel fest gebunden. In die Glascylinder kam eine Curarelösung; die Frösche waren je nach der Concentration des Giftes in 48, 36 und 8 Stunde vollkommen bewegungslos. Ich habe selbst vor mehreren Jahren Versuche, sehr ähnlich denen von Haber angestellt, nur benutzte ich eine stark koncentrirte Lösung von Curare: in $^1/_4$—$^1/_2$ Stunden waren die Frösche gelähmt. Es folgt daraus

1) a. a. O. S. 31.
2) a. a. O. S. 120.

offenbar, dass eine Aufnahme des Giftes von der unversehrten Haut stattfindet, nur sehr langsam, sodass man Dosen völlig unwirksam sieht, die bei subkutaner Injektion schon tödtlich wirken. Es steht nichts im Wege anzunehmen, dass die sogenannte Immunität des Curare vom Magen aus z. B. auf denselben Grund zurückzuführen ist; d. h. dass man mit sehr starken Dosen vollständige Vergiftungen auch vom Magen aus bekommen würde, ein Schluss, dessen Richtigkeit in der That in einem Kölliker'schen Versuche[1]) auch direkt erwiesen ist. Das Kaninchen bekam 0.5 Gramm Curare in den Magen und starb nach 45 Minuten; ein zweites Thier, das nur 8 Centigramm bekommt, bleibt vollkommen unversehrt. Das gleiche Resultat berichtet auch Pelikan; (Cl. Bernard Leçons etc. p. 473) 3 Kaninchen, die je 0.3 grm. Curare in den Magen injizirt bekamen, starben sehr schnell, während ein drittes Thier, das in gleicher Weise nur 62 Milligrm. bekam, vollkommen unversehrt geblieben war. — Es ist demnach unrichtig, zu behaupten, dass das Curare vom Magen aus bei Säugethieren überhaupt nicht wirkt; man kann nur sagen, dass es in Dosen, die schon vom subkutanen Gewebe her sehr heftig wirken, noch unwirksam ist; durchaus nicht mehr. Auf diese Weise würde sich auch jener Versuch Cl. Bernard's erklären, in dem der im Wasser befindliche Frosch von der Haut aus nicht zu vergiften ist, offenbar, weil das aufgetropfte Curare in dem Wasser so verdünnt wird, dass es zur Vergiftung nicht mehr ausreicht.

Die endliche Erklärung dieser eigenthümlichen Erscheinung, dass kleine Dosen von Curare vom Magen aus unwirksam sind, haben wir einem Versuche von L. Hermann[1]) zu verdanken, der nachwies, dass das Gift vom Magen in ausgesprochenster Weise, wie nach subkutaner Injektion, zur Wirkung kommt, wenn man dem Thiere vor der Injektion die Nierengefässe unterbunden hat; er erklärt das Ausbleiben der Vergiftung aus der langsamen Resorption des Giftes durch die Schleimhaut des Magens, im Vergleich zu der raschen Ausscheidung durch die Nieren; dadurch ist stets so wenig Gift im Blut vorhanden, dass es unwirksam bleibt; wird der Giftgehalt des Blutes aber durch Behinderung der Ausscheidung erhöht, so tritt, wie in jenem Versuche, die Vergiftung auch bei kleineren Dosen vom Magen aus ein. —

1) a. a. O. S. 28.
2) a. a. O. S. 68.

12., Verhalten der Eigenwärme während der Vergiftung.

Nach Cl. Bernard[1]) bleibt die Temperatur während der Vergiftung unverändert. Röhrig und Zuntz[2]), sowie Riegel[3]) finden sie bedeutend herabgesetzt. Die wesentliche Ursache dafür dürfte in der Muskelruhe zu suchen sein, von der wir wissen, dass ihr Eintreten auch bei unvergifteten Thieren die Temperatur herabzusetzen vermag.

13., Chronische Vergiftung.

In den Berichten aus dem physiol. Institut in Graz wurden 1869 Versuche an Hunden mitgetheilt, in denen die letzteren an mehreren aufeinanderfolgenden Tagen kleine Dosen von Curare erhielten, die eben die ersten Vergiftungserscheinungen hervorriefen. Dabei stellten sich zwei Resultate heraus; einmal nämlich müssen die täglichen Dosen von Tag zu Tag erhöht werden, um noch die Symptome des ersten Versuchstages hervorzurufen; es scheint also, dass sich die Thiere an das Curare gewöhnen können; ich kann das Gleiche für Kaninchen bestätigen, ich musste in gleichen Versuchen von Tag zu Tag mit der Dose steigen, um die ersten Vergiftungssymptome hervorzubringen. Zweitens wurde in Graz beobachtet, dass nach mehreren Tagen die Hunde einen unsicheren Gang bekamen, wankten und schliesslich zu Grunde gingen. Eine Erklärung des Todes ist nicht versucht worden.

4., Einfluss der Temperatur auf den Eintritt der Vergiftung.

Bei Fröschen hat sich gezeigt, dass der Eintritt der Vergiftung nach Beibringung des Curare von der umgebenden Temperatur in der Weise abhängig ist, dass dieselbe um so früher eintritt, je höher die Temperatur der Umgebung ist; so hat v. Bezold[4]) grosse Unterschiede bei verschiedener Temperatur in dem Verhalten der Herzthätigkeit während der Vergiftung gesehen: es trat der Herzstillstand um so früher ein, je höher die Temperatur des Raumes war, in der sich der Frosch befand. Eine Erklärung dafür ist nicht gegeben worden. Es ist sehr wahrscheinlich, dass dieser Einfluss der Temperatur auf den Ablauf der Vergiftung ein indirekter ist;

1) a. a. O. S. 368.
2) Pflüger's Archiv Bd. IV. S. 57.
3) Ebenda 350.
4) a. a. O. S. 396 u. 406

mit der Temperatur nehmen die Herzpulsationen zu, welche einen lebhafteren Blutumlauf und damit eine schnellere Verbreitung des Giftes zur Folge haben. —

15., Kochsalzfrösche.

Dass das Curare ohne Betheiligung des Blutes wirken kann, geht schon aus den Versuchen hervor, in denen in Curare gelegte Nervenmuskelpräparate gelähmt wurden; doch ist dieser Schluss nicht vollständig bindend, weil demselben stets entgegengehalten werden kann, dass in dem Muskel kleine Mengen von Blut noch restiren, durch deren Anwesenheit das Curare erst wirksam geworden wäre. Der beste Beweis dafür, dass das Curare ohne Mitwirkung des Blutes lähmt, ist erst am Kochsalzfrosch geliefert worden. Bekanntlich kann man Frösche von ihrem Blute vollständig, befreien und dafür in ihren Adern 0.6% Kochsalzlösung kreisen lassen, wobei sie sich ganz wohl befinden. Solchen Fröschen führte Lewisson[1]) mit dem Kochsalzstrom auch Curare zu und sah sie ebenso vergiftet, wie normale Thiere. Ich habe die gleichen Versuche vor zwei Jahren angestellt und kann die Resultate von Lewisson vollkommen bestätigen, dass der Kochsalzfrosch so rasch dem lähmenden Einflusse des Curare erliegt, wie der normale Blutfrosch. —

16., Ausscheidung des Giftes.

Ueber die Wege, auf welchen das Gift ausgeschieden wird, sowie über den Zustand, in dem es sich nach dieser Ausscheidung befindet, liegen sehr dankenwerthe Versuche von Bidder vor (Reichert's und du Bois-Reymond's Archiv 1868. Beobachtungen an curarisirten Fröschen). Aus der Harnblase eines vergifteten Frosches wurde nach 3 Tagen eine Quantität von Harn entnommen und dieselbe einem zweiten Frosche in den Lymphsack injizirt; nach 25 Minuten war derselbe vollständig gelähmt; 2 Tage danach wurde mit dem Harn dieses Frosches ein dritter Frosch vergiftet; nach einer halben Stunde war auch dieser dritte Frosch bewegungslos. Endlich wurde der Harn dieses Frosches noch auf einen vierten Frosch übertragen; er erlag dem Gifte in einer halben Stunde.

Wurden gleiche Versuche mit den Gallenblasen- oder Lymphsackinhalt angestellt, so erwiesen sich dieselben unwirksam. Er

1) Lewisson. Reichert's u. du Bois-Reymond's Archiv 1870.

schliesst daraus einmal, dass das Gift ausschliesslich durch die Nieren den Körper verlässt und dass es zweitens auf seinem Wege durch den Organismus nicht verändert wird, also wohl in der eingeführten Menge in den Harn übergeht, denn sonst würde es kaum möglich sein, mit demselben Gift eine Reihe von Individuen nach einander zu vergiften. Wenn der zweite und dritte Frosch später die Intoxikation zeigten, so ist zu bedenken, dass das Gift im Harn in diluirter Lösung vorhanden ist und damit mehr Zeit verstreicht, ehe eine genügende Menge desselben aufgenommen wird.

Auch ausserhalb des Körpers mit Curare angestellte Versuche ergaben, dass dasselbe oxydirenden Einwirkungen bedeutenden Widerstand leistet, eine Beobachtung die es von Neuem wahrscheinlich macht, dass das Curare den Körper unzersetzt passiren dürfte. —

17., Erholung von der Vergiftung.

Aus der Thatsache, dass das Pfeilgift nur die Nerven lähmt, insbesondere aber die Cirkulation nicht schädigt, kann man schon schliessen, dass vergiftete Thiere sich wahrscheinlich von der Vergiftung erholen können, wenn ihnen nur, da ja die Athemmuskeln ihren Dienst nicht versehen können, hinreichend Luft zugeführt wird. Alle Beobachter berichten denn auch übereinstimmend, dass mit Curare vergiftete Säugethiere nach Aufnahme mässiger Dosen, wenn man sofort künstliche Respiration einleitet, am Leben erhalten werden können. Am berühmtesten ist wohl jener Fall von Waterton geworden, wo eine mit Curare vergiftete Eselin, die vollkommen gelähmt war, nach zweistündiger künstlicher Respiration, sich wieder erholt hatte. Man kann sogar nicht selten beobachten, dass Thiere, bei denen die Lähmung zwar eine unvollkommene, aber doch eine sehr gefahrdrohende geworden ist, selbst ohne künstliche Athmung sich erholen, wie jener oben schon angezogene Versuch von Cl. Bernard zeigt. Ich selbst verfüge über eine ganze Anzahl von solchen Versuchen, deren einen ich hier anführen will. Ein Kaninchen von 1200 Grm. erhält 8 h. 53 M. 3 Mgr. Curare subkutan; 9 h. 2 M. Beginn der Lähmung: liegt lang ausgestreckt und kann sich nicht auf den Beinen erhalten, auf die Seite gelegt, richtet es sich wieder auf; 9 h. 5 M. bleibt auf der Seite liegen, Athmung erschwert; 9 h. 28 M. vollständige Erholung. Im Allgemeinen stellte sich heraus, dass von meinem Gifte ein Kaninchen bei subkutaner Injektion 3—4 Mgr. ohne künstliche Respiration vertragen dürfte. War die Dose 5 Mgr., so musste zur

Erhaltung des Lebens künstliche Athmung eingeleitet werden. Wird die Dose sehr gross genommen, so erfolgt die Erholung nicht mehr, wahrscheinlich weil die Cirkulation zu stark alterirt wird. Bei Fröschen tritt die Erholung bei kleineren Dosen, wie alle Untersucher gesehen haben, spontan ein, da ihre Haut die Funktion der Lunge als Athemorgan eine Zeit lang vertreten kann; nach Bidder ist sogar der Gasaustausch der Frösche durch die Haut grösser, als durch die Lungen; und zwar im Sommer $^2/_3$, im Winter $^3/_4$ des ganzen Gasaustausches. Doch auch hier ist der Erholung durch die Grösse der eingespritzten Quantität eine Grenze gesetzt. —

IV. Wirkung des Curare bei Fischen.

Die erste Notiz über eine Vergiftung von Fischen mit Curare lesen wir bei Cl. Bernard[1]; er hatte von dem Reisenden M. Weddell eine stark Tanninhaltige Banane „Serjania lethalis" erhalten, die in das Wasser geschüttet, sämmtliche darin befindliche Fische tödtet und mit derselben diese Versuche wiederholt, weil er hoffte, in diesem Körper einen dem Curare an Wirkung ganz ähnlichen zu entdecken. Während die Fische an dem ersten Gifte sehr schnell starben, sind andere Fische in Curare haltigem Wasser erst nach viel längerer Zeit zu Grunde gegangen, demnach vergiftet Curare Fische, wie es scheint, recht spät von den Kiemen aus. Näheres über diesen Gegenstand haben wir erst durch J. Schiffer[2]) erfahren, welcher sah, dass unsere Süsswasserfische durch Dosen, welche Frösche in sehr kurzer Zeit tödten, erst nach Stunden gelähmt werden. Später hat Fr. Boll diese Frage aufgenommen und konstatirt, dass die Fische sehr grosse Dosen von Curare zu ihrer Vergiftung benöthigen. Es bieten also die Fische eine ausserordentliche Differenz gegen die höheren Wirbelthiere dar. Aus meinen eignen Untersuchungen ergab sich[3]), dass kleinere Fische diese grosse Resistenz gegen das Curare in viel geringerem Grade besitzen, als grosse Fische; ich habe ferner gezeigt, dass bei Fischen der peripheren Lähmung eine centrale vorausgeht. Um den Unterschied der peripheren Lähmung bei Fischen und den übrigen Wirbelthieren zu zeigen, diene die folgende Tabelle:

---

1) a. a. O. S. 298.
2) J. Schiffer. Reichert's u. du Bois-Reymond's Archiv 1868. S. 453.
3) a. a. O. 145—157.

Versuchs-Nummer.	Name.	Gewicht.	Dose.	Zeit der Injection.	Zeit in welcher sich der Fisch auf d. Rücken legen lässt u. nicht respirirt.	Absolute Lähmung.	Zeit, nach welcher die erste Vergiftungserscheinung eintritt.	Zeit, nach welcher absolute Lähmung eintritt.	Temperat.
		Gr.	Gr.	h. M.	h. M.	h. M.		h. M.	°R.
14	Aal	104	0·01	11 15	11 40	12 50	25 M.	1 35	20
15	„	120	0·01	10 25	10 30	12 10	5 —	1 45	17
16	„	60	2½ Mgr.	12 15	15 25	1 20	10 —	1 5	17
17	„	79	0·01	10 19	10 30	11 50	11 —	1 31	18

Die Injektion des Giftes wird am besten in die Bauchhöle gemacht, da die Rückenhaut den Muskeln zu straff aufliegt, der Widerstand sehr gross ist und leicht Curare aus der Stichwunde ausfliesst.

Es hat sich dabei, wie bei den höheren Wirbelthieren, eine sehr grosse Abhängigkeit der Wirkung von der Körpergrösse herausgestellt, derart, dass die Wirkung um so später eintrat, je grösser der Fisch war oder dass die Dose bedeutend erhöht werden musste, um die Wirkung in derselben Zeit zu erzielen. Schliesslich könnte man, was ich freilich wegen des hohen Preises des Curare niemals ausgeführt habe, eine Dosis erreichen, die den Fisch in derselben Zeit lähmen würde, wie den Frosch.

Jedenfalls erfreuen sich die Fische im Gegensatz zu allen anderen Wirbelthieren einer ausserordentlich hohen Resistenz gegen das Curare und wir haben die Aufgabe, diesen Unterschied zu erklären.

V. Erklärung der verschiedenen Wirkung des Curare bei den Fischen und den anderen Wirbelthieren.

Es ist von einer Seite die Vermuthung ausgesprochen worden, es wäre der Unterschied dahin zu erklären, dass bei den Fischen durch die Kiemen das Gift zu rasch ausgeschieden werde, als dass sich im Blute zur Vergiftung hinreichende Mengen ansammeln könnten; ich habe diese Vermuthung durch den Versuch direkt wiederlegt indem ich zwei Aale kurarisirte, den einen davon in eine feuchte Kammer brachte, den anderen im Wasser liess: beide waren zu gleicher Zeit gelähmt. Fr. Boll hat ein Jahr danach die Freundlichkeit gehabt, denselben Beweis noch einmal zu führen, ohne sich dabei meiner Versuche erinnern zu können.[1])

Indess habe ich zu jener Zeit an die Stelle dieser Negation nichts Positives setzen können; seitdem habe ich vielfach darüber nachgedacht und glaube den Grund dieses Unterschiedes gefunden zu haben. Für unseren Zweck kommen hier wesentlich in Betracht die motorischen Nerven, ihre Endigungen in den Muskeln und die letzteren selbst. Suchen wir nach Unterschieden zwischen diesen Gebilden bei den Fischen und den höheren Wirbelthieren, so dürfte es, abgesehen vielleicht von der verschiedenen Grösse der motorischen Endplatten, schwer fallen, derlei ausfindig zu machen. Was ich früher gewollt habe, eine höhere Entwickelung der Verknüpfung zwischen Nerv und Muskel von den Amphibien an aufwärts anzunehmen, um dadurch das verschiedene Verhalten an den Enden zu erklären, habe ich aufgegeben, weil keine histologische Thatsache bisher bekannt geworden ist, die ich zur Unterlage dafür hätte benutzen können. Wir haben dagegen in allen unsern Versuchen gesehen, wie sehr abhängig die Vergiftung von der Grösse der Dose ist, insbesondere liess sich bei den Fischen eine rasche Wirkung durch eine sehr grosse Giftmenge erzielen, d. h. offenbar, dass bei einer grösseren Zufuhr von Gift zu den Nervenenden auch die Fische schneller gelähmt würden. Getragen nach allen Körpertheilen wird bekanntlich das Gift durch das Blut und es ist klar, dass, wenn man einem Beine durch eine partielle Unterbindung nur die Hälfte des Blutes zuströmen lässt, auch die Vergiftung viel später eintreten wird. Nun muss aber offenbar dasselbe, was hier für ein Bein gilt, für das Gesammtindividuum ebenso gelten und die Vorstellung erscheint sehr natürlich, dass von zwei Individuen das blutreichere trotz gleicher Dose früher vergiftet sein würde, als das blutärmere, wie jenes zum Theil von der Blutzufuhr abgeschnittene Bein es ist. Fragen wir nach den Blutmengen bei den drei Wirbelthierklassen bis zu den Fischen einerseits und den letzteren andrerseits, so finden wir bei H. Welcker[2]) Angaben, aus denen wir schliessen:

„Die hohe Resistenz der Fische gegenüber dem Curare ist offenbar zu erklären aus der geringeren Blutmenge derselben: vom Hund bis zum Triton schwankt die Blut-

1) Monatsberichte der königl. preuss. Akademie der Wissensch. Nov. 1875.

2) H. Welcker. Bestimmungen der Menge des Körperblutes etc. Zeitschrift für rationelle Medicin. Dritte Reihe Bd. IV. S. 155—157.

menge von ca. 1 : 12 — 1 : 18; bei den Fischen von 1 : 53 — 1 : 93;" daher geschieht die Vergiftung in den drei oberen Wirbelthierklassen überall ziemlich gleich schnell, da die Blutmengen nur sehr wenig differiren; die Fische stehen durch eine weite Kluft von jenen getrennt, ihre Blutmenge ist 4—5 Mal so gering, wie die Tabelle zeigt:

Blutmenge der Thiere.

Namen des Thieres.	Gewichtsverhältniss von Blut und Körper.	Fische.	Gewichtsverhältniss von Blut und Körper.
60. Männlicher Hund,	1 : 12,6	1. Cyprinus	
61. „ „ 4 Jahr.	1 : 13,4	tinca	1 : 53
62. Ausgewachs. Hund.	1 : 12,3	2. Perca flu-	
59. Katze.	1 : 15,2	viat.	1 : 93
51. Männliches Kaninchen.	1 : 16,4	2a. Dieselbe	
55. Trächt. Kaninchen.	1 : 14,9	nach Abzug	
34. Alte Taube.	1 : 13,1	des Rogens.	1 : 74
25. Lacerta agil.	1 : 16,8		
11. Rana tempor.	1 : 16,7		
6. Salamandra mac.	1 : 17,3		
5. Triton cristatus.	1 : 15,3		

Es kommt bei den Fischen noch ein Umstand hinzu, der nicht ohne Einfluss auf den Vorgang der Vergiftung sein kann. Wenn wir nämlich die Wirbelthierklassen hinuntersteigen, so finden wir, wie aus den Tabellen von Custor[1]) in Bern zu ersehen ist, dass von dem Gesammtgewicht des Körpers die Muskelmasse fortwährend zunimmt, sodass die Fische die grösste Muskelmasse (bezogen auf das Körpergewicht) besitzen; da die Lähmung durch das Curare zunächst und vorwiegend in den intramuskulären Nerven stattfindet, so kann diese grosse Entwickelung der Muskeln nicht ohne Einfluss auf die Vergiftung sein, denn das Gift muss sich auf eine viel grössere Masse vertheilen.

Ob ausserdem bei den Fischen in Folge des geringen Blutgehaltes auch die Resorption in der Bauchhöhle oder dem Bindegewebe eine langsamere ist, als bei den übrigen Thieren, darüber lässt sich meiner Ansicht nach kaum etwas aussagen. Vermuthen liesse sich freilich, dass sie verlangsamt wäre; wie aber können wir schliessen, dass Lymph- und Blutgefässsystem sich proportional entwickeln?

1) B. Custor. Ueber die relative Grösse etc. Reichert's u. du Bois's Archiv 1873.

Diese Erklärung für die hohe Resistenz der Fische wird auch einmal auf ihre Brauchbarkeit dem Versuche unterworfen werden können; merkwürdigerweise nämlich giebt es einen Fisch, der in seiner Blutmenge den höheren Wirbelthieren gleicht; das ist nämlich Petromyzon marinus, bei dem nach Welcker Körpergewicht zur Blutmenge sich verhält, wie 19 : 1; dieser Fisch würde also entgegen allen anderen Fischen sich zu Curare verhalten können, wie der Frosch. Ich habe zu meinem grössten Bedauern indess bisher noch kein Neunauge in einem solchen Zustande erhalten, um damit einen ordentlichen Versuch anstellen zu können, hoffe es aber unter günstigeren Bedingungen noch nachzuholen. Hierbei muss ich noch auf einen Umstand aufmerksam machen, nämlich den, dass der positive Ausfall des Versuches meine Erklärung erhärtet, aber das negative Resultat nichts dagegen beweist, denn das Blut kann anderweitig vertheilt sein, ohne den Muskeln zu Gute zu kommen, worauf allein es uns nur ankommen kann.

Umgekehrt giebt es unter den über den Fischen stehenden Wirbelthieren ein Individuum, das sich in seiner Blutmenge ziemlich weit von denselben entfernt; nämlich bei Proteus anguinus ist das Verhältniss 1 : 33; auch hier wäre ein Versuch interessant, um zu erfahren, ob die Wirkung des Curare verzögert ist. —

VI. Erklärung der differenten Wirkung des Curare auf die functionell verschiedenen Nervenfasern eines Individuums.

Die Schwierigkeit hier eine irgend plausible Erklärung aufzufinden, ist noch weit grösser, als in dem ersten Falle, vornehmlich deshalb, weil uns zur Zeit die Kenntniss einer Reihe hierher gehöriger Daten fehlt. Nichtsdestoweniger habe ich doch den Versuch gewagt, an der Hand einiger festgestellter Sätze eine Erklärung aufzustellen, die die Differenzen im Verhalten der verschiedenen Nerven eines Individuums auflösen würde.

Wir haben zu wiederholten Malen gesehen, dass die Vergiftung mit der Dose an In- und Extensität zunimmt; folglich muss, da das Blut der Träger des Giftes ist, diegenige Nervenfaser mehr ergriffen werden, welche mit einer grösseren Blutmenge in Berührung kommt. Das reicht indess zur Erklärung noch nicht aus, denn es kann ein Nerv in einer starken Curarelösung liegen, ohne gelähmt zu werden, wie jener obige Versuch gelehrt hat; es müssen noch Umstände hinzutreten, die ein Eindringen des Giftes in denselben gestatten; es muss also der Nerv frei vom Neurilemm oder dem Mark oder von beiden zusammen sein, die offenbar den Eintritt des Giftes in eine Nervenfaser zu verhindern vermögen. Jener oben erwähnte Versuch deckt uns noch eine weitere Beziehung auf; wir hatten dort nämlich einen grösseren Querschnitt des Nervenstammes selbst und mehrere kleine da, wo die Oberschenkeläste abgehen, trotzdem kam aber, obgleich hier der Axencylinder bloss lag, die Vergiftung nicht zu Stande; das heisst offenbar nichts anderes, als dass die frei liegende Oberfläche, welche das Gift resorbiren kann, eine bestimmte Grösse haben muss, um die nöthige Quantität des Giftes aufnehmen zu können; ferner muss noch von Bedeutung sein die Geschwindigkeit, mit welcher das gifthaltige Blut die Nervenfasern umspült.

Wir betrachten demnach die Vergiftung eines Nerven abhängig:

1., Von der Blutmenge, welche seinem Austreibungsgebiet zugeführt wird;
2., Von der Grösse der Oberfläche, in welcher der Nerv frei von Neurilemm, Mark oder beiden ist;
3., Von der Geschwindigkeit des Blutstromes in dem Ausbreitungsbezirke des Nerven.

Es ist somit die Vergiftung in irgend einem Nervengebiet eine direkte Funktion dieser Faktoren. Suchen wir nach einem Begriffe, der dieselben zusammenfasst, so glaube ich, dass er durch die „Diffusionsgrösse" gegeben ist. „Die Vergiftung an irgend einem Punkte eines Nerven ist folglich direkt proportional der Diffusionsgrösse des Curare an dieser Stelle."

Unsere Aufgabe wird es nun sein, an der Hand dieses Satzes das verschiedene Verhalten der Nervenfasern gegenüber dem Curare zu erläutern und zu sehen, in wie weit er den Thatsachen entspricht.

Im Muskel ist die Anzahl seiner Endverzweigungen am grössten; nach Reichert[1]) theilt sich im Brusthautmuskel des Frosches der aus 7—10 Primitivfasern bestehende Nervenstamm in 290—340 Endigungen, die weiter hin noch je in 3—5—10 blasse d. h. marklose Fasern auslaufen. Der Muskel ist ferner ausgezeichnet durch ein reiches Kapillarnetz, woraus wir auf einen grossen Blutreichthum schliessen, der in der That von J. Ranke nachgewiesen ist. Zu-

1) Kölliker. Gewebelehre 1867. S. 170.

gleich bedingt die Erweiterung des Strombettes im Muskel eine bedeutende Verlangsamung des Blutstromes. Es sind in dem Muskel also alle Bedingungen vereint, um die Diffusionsgrösse des Curare für seine Nerven zu einer sehr hohen zu machen; daher sehen wir seine Enden zu allererst gelähmt.

Die Nervenstämme der Frösche haben keine Blutgefässe, eine Absorption an ihrer Oberfläche findet garnicht statt, sie werden demnach auch direkt nicht gelähmt, sondern nur von ihren Enden; zumeist wohl von der Peripherie her. In welcher Zeit nach der Lähmung der Peripherie die Lähmung des Stammes eintritt, werden wir niemals erfahren, denn um diese zu beobachten, müssen wir eben das Gift durch Unterbindung der zuführenden Gefässe von der Peripherie abhalten. Dagegen ist es möglich, dass der Stamm des Nerven vom Rückenmark aus gelähmt wird, denn wenn das letztere schon vollständig gelähmt ist, sehen wir den Stamm immer erst geschwächt. Sollte indess einmal durch den oben von mir vorgeschlagenen Versuch gezeigt werden, dass der Nervenstamm, unabhängig auch vom Centrum, gelähmt werden kann, so müssen wir annehmen, dass er Lymph- oder Blutgefässe besitzt, die bisher noch nicht gesehen worden sind; immerhin würden in solchem Falle die Bedingungen für seine Diffusionsgrösse sehr geringe sein und sich auf diese Weise der späte Eintritt einer Lähmung derselben erklären.

Das Rückenmark ist arm an Blut und dies allein genügt, um die Diffusionsgrösse des Giftes an dieser Stelle bedeutend herabzusetzen; daher tritt die Vergiftung hier im Vergleich zu den motorischen Nervenenden sehr spät auf. In welcher Weise sich die Ganglienzellen bei der Diffusion verhalten, darüber lässt sich durchaus keine Vermuthung aufstellen.

Die Stämme der sensiblen Nerven befinden sich unter denselben Verhältnissen, (d. h. wenn der Zufluss des Blutes zur Peripherie abgesperrt ist) wie die Stämme der motorischen Nerven; wir haben oben gezeigt, dass sie sich bis zum Beginn der Lähmung des Rückenmarks im Ganzen den notorischen Nerven gleich verhalten. Darüber hinaus lässt sich über die sensiblen Nervenstämme nichts aussagen.

Anders gestalten sich die Verhältnisse an den Enden der sensiblen Nerven in der Haut. Zunächst ist der Blutreichthum der Haut ein bei Weitem geringerer, als der der Muskeln; von den Enden der Hautnerven berichtet Kölliker [1]), dass in der Haut kleiner

1) a. a. O. S. 111.

Säugethiere die dunkelrandigen Nervenfasern in blasse, netzförmig verbundene kernhaltige Nervenfäden übergehen. Leider lässt sich über die Anzahl und Länge, sowie die Endigung diesser blassen Nervenfäden nichts erfahren. Doch geht allein aus dem geringen Blutreichthum der Haut hervor, dass die Diffusionsgrösse des Curare in den Hautnerven viel kleiner sein muss, als in den Muskeln; dass somit die Enden der Hautnerven sich durchaus anders gegen das Gift verhalten müssen, als die Enden in den Muskeln. Damit im Einklange steht auch die obige Beobachtung, dass zu einer Zeit, wo die Enden der Nerven in den Muskeln vollständig gelähmt sind, die Hautnerven erst eine Schwächung ihrer Funktion beobachten lassen.

Die vasomotorischen Nerven treten bekanntlich zu den Muskeln der Arterien, doch sind es nach Kölliker[1]) wesentlich die eben noch mit dem Auge sichtbaren Gefässe, welche von den Nerven begleitet werden; an den Kapillaren, sowie an den kleinsten Arterien und Venen konnten sie überhaupt nicht gesehen werden. Die Ausbreitung der Nerven in den glatten Muskelfasern ist nach demselben Autor eine verhältnissmässig geringe; es scheint demnach die resorbirende Oberfläche der Nervenenden keine grosse zu sein. Noch ungünstiger steht es offenbar mit der Blutzufuhr, denn der Irrigationsstrom verlässt das Gefässsystem vornehmlich durch die Kapillaren, allerhöchst auch noch durch die kleinsten Arterien und Venen; in diesen letzteren sind aber kaum Nervenenden, während die Nervenenden in den grösseren d. h. eben noch mit unbewaffnetem Auge sichtbaren Gefässen ihr Ernährungsmaterial, also auch das etwaige Gift aus dem Blutstrom selbst beziehen, eine Art der Zufuhr, die bei der Entfernung und der Geschwindigkeit des Hauptstromes eine sehr ungünstige sein muss. Daher sind diese Nerven für gewöhnlich garnicht gelähmt, werden höchstens bei sehr grossen Giftdosen geschwächt, da die Diffusionsgrösse eine ausserordentlich geringe sein dürfte.

Ueber die Hemmungsnerven, sowie über die Herzganglien lässt sich bei der Unkenntniss der uns hier interessirenden Verhältnisse nichts aussagen.

Auffallend ist, dass von den beiden Muskeln der Iris die Nerven des einen, des Sphincter irdis sehr bald, die des andern um diese Zeit noch gar nicht gelähmt sind; über ihre Enden sagt

---

1) a. a. O. S. 169.

Kölliker[1]), dass sie aus den nervuli ciliares stammen und schliesslich mit einem Netze feinster Fäserchen im sphincter pupillae enden. Ueber die Blutgefässe in diesen beiden Muskeln findet sich ebenda folgende Beschreibung: „Die Iris erhält ihr Blut ausschliesslich aus dem Circul. arterior. major und wird von vielen kleineren Arterien versorgt, die in der Richtung der Radien der Haut gegen den Pupillarrand zu verlaufen und der äusseren Fläche der Haut näher liegen. In ihrem Verlaufe geben dieselben, hie und da anastomosirend, da und dort Aeste ab, welche an der hinteren Irisfläche ein breitmaschiges Kapillarnetz erzeugen, bilden dann den Circul. arterios. iridis minor in der Gegend des Annulus iridis minor und enden mit einem feinen Kapillarnetze im sphincter pupillae und am Pupillarrande selbst.“ Aus dieser Darstellung geht offenbar hervor, dass dem sphincter pupillae ein viel reicheres Nerven- und Kapillarnetz zukommt, als dem Dilatator pupillae und damit sind auch alle Verhältnisse gegeben, um die Diffusionsgrösse an seinen Enden genügend erscheinen zu lassen, zur Aufnahme einer Giftmenge, die für seine baldige Lähmung hinreicht, was bei dem Dilatator nicht der Fall zu sein scheint. Das verschiedene Verhalten dieser beiden Muskeln ist übrigens äusserst interessant. Man pflegt gemeinhin zu lehren, dass die in quergestreiften Muskeln endenden Nerven vornehmlich und sehr schnell vom Curare gelähmt würden, dass dagegen die in glatten Muskeln endenden Nerven garnicht oder nur sehr spät funktionsunfähig werden. Das ist im Allgemeinen richtig; davon aber bildet der vorliegende Fall eine eklatante Ausnahme. Man pflegte sich in den quergestreiften Muskeln die Lähmung irgend eines Endorganes oder eines Zwischenstückes vorzustellen. Diese Annahme ist aber völlig widerlegt durch das verschiedene Verhalten des Spincter und dilatator iridis, denn wer würde annehmen wollen dass diese beiden in glatten Muskeln endigenden Nerven so verschiedene Endapparate haben sollten? —

Wenn das Grosshirn der Fische und wie ich wahrscheinlich zu machen versucht habe, auch der übrigen Wirbelthiere sehr bald gelähmt wird, so ist das leicht verständlich aus der grossen Blutmenge, welche diesem Organe zufliesst; sie ist im Verhältniss nicht geringer, als bei den Muskeln. Zu den Fischen hinunter nimmt das Grosshirn an Umfang fortwährend ab und ist bei letzteren am

1) a. a. O. S. 665.

kleinsten, während gerade hier die Muskelmasse am grössten ist; es kann somit die Lähmung im Centrum der peripheren weit voraufgehen. Sollte Jemand für das Rückenmark das Gleiche verlangen, so muss ich daran erinnern, dass nach C. G. Carus [1]) das Rückenmark der niederen Wirbelthiere nur wenig gegen das der höheren abnimmt. Ob die centrale Lähmung in den Ganglien oder in intrakraniellen Leitungsbahnen zu suchen wäre, ist nicht zu bestimmen; doch möchte ich mich für die Lähmung der Ganglien entscheiden aus Gründen, die ich noch weiterhin entwickeln werde. —

VII. Der elementare Vorgang bei der Curarevergiftung.

Ueber den elementaren Vorgang bei der Curarevergiftung kann ich nur ergänzen, was schon E. Pflüger und A. v. Bezold [2]) ausgesprochen haben, dass nämlich in den Nerven ein Leitungswiderstand eingeschaltet wird, der schliesslich unendlich gross wird. Nach den Versuchen von J. Rosenthal (Studien über Reflexe. Berichte der Berliner Akademie 1873) ist es wahrscheinlich, dass schon physiologisch in den peripheren Nerven ein „Widerstand der Leitung“ bestehe; es wird danach nicht sowohl ein Leitungswiderstand eingeschaltet, als der schon vorhandene durch das Curare erhöht.

Für den elementaren Vorgang der Vergiftung kann man ein anschauliches Bild in folgender Weise konstruiren. Den Vorgang der Fortpflanzung der Erregung im Nerven pflegt man sich so vorzustellen, dass durch die Erregung an irgend einer Stelle im Verlaufe des Nerven die leicht beweglichen Nervenmoleküle von hoher Elastizität, wie aneinandergereihte Billardkugeln durch einen Stoss, in Bewegung versetzt dieselbe von Molekül zu Molekül durch ihre Elastizität nach beiden Seiten hin fortpflanzen.

Aus früheren Versuchen geht hervor, dass das Curare wohl erst dann wirken kann, wenn es in den Nerven eindringt; lassen wir nun in jenem Bilde zwischen die Nervenmoleküle Curaremoleküle eindringen und stellen uns vor, dass durch den Einfluss derselben die Nervenmoleküle in irgend einer Weise verändert werden, vielleicht an Elastizität einbüssen, so wird der Stoss, den die Mo-

1) C. G. Carus. Zootomie. Leipzig 1818 u. J. Müller's Physiologie. Bd. I. S. 708. 1844.

2) a. a. O. S. 188 u. 189.

leküle durch die Reizung erhalten, einen grösseren Widerstand zu überwinden haben d. h. nur mit verzögerter Geschwindigkeit sich fortpflanzen können. Treten noch mehr Curaremoleküle ein, und wächst damit die Grösse der Veränderung, die die Nervenmoleküle erfahren, so wird der Widerstand unendlich gross und alle Leitung hört auf. —

Angesichts dieser Vorstellung kommt man offenbar zu der Frage, weshalb die Leitung im Muskel nicht in derselben Weise durch das Curare leidet, wie im Nerven; haben wir doch keine Veranlassung, uns die erstere anders als die letztere zu denken. Das hat offenbar seinen Grund in der grossen Masse des Muskels, in welchem bei den von uns angewandten Dosen eine solche Menge von Curare niemals aufgenommen wird, dass die Leitung in demselben leiden könnte. Es ist sehr wahrscheinlich, dass, wenn man dem Muskel so grosse Mengen des Giftes zuführen würde, dass er sich hinreichend damit imprägniren könnte, die Fortpflanzung der Erregung leiden würde; ein Reiz um diese Zeit auf den Muskel ausgeübt, würde wahrscheinlich nur eine lokale Zusammenziehung zur Folge haben.

VIII. Wirkung des Curare bei den Wirbellosen.

Aus den bisherigen Untersuchungen über das Curare bei den höheren Wirbelthieren, namentlich den Säugethieren, war bekannt, dass das Gift vornehmlich nur die Nerven angreift, welche zu quergestreiften Muskeln gehen, dass dagegen diejenigen Nerven, welche zu glatten Muskeln hinführen, in einer sehr späten Zeit, die fast kaum noch controlirt worden ist, ergriffen werden.

Wenn man weiss, dass die Mollusken nur glatte Muskeln besitzen[1]), so konnte man kaum eine Wirkung des Curare auf diese Thiere erwarten.

Ein derartiger Versuch ist schon in früherer Zeit von J. Bernstein[2]) gemacht worden und zwar bei Muscheln, der in der That negativ ausgefallen war. Dagegen sah Cl. Bernard (a. a. O. S. 362) beim Blutegel das Gift wirksam, ohne sich indess darüber näher auszulassen. Ich war selbst sehr begierig, die Wirkung des Giftes

1) Th. v. Siebold. Lehrbuch der vergleichenden Anatomie der wirbellosen Thiere; S. 304.

2) J. Bernstein. De animalium vertebratorum musculis nonulla. Diss. inaug. Berol. 1862 p. 30.

auf diese wirbellosen Individuen zu sehen. Die ersten Versuche, die ich anstellte, betrafen unsere gewöhnliche Weinbergsschnecke Helix pomatia.

1) Eine Schnecke wird so auf einen Teller gelegt, dass sie, so weit sie eben kann, ihr Haus verlässt und auf dem Teller herumkriecht; plötzlich erhält sie vom Rücken her eine Curareinjektion von $2\frac{1}{2}$ Mgr.; sie ist im Moment todt; wird sie aber von irgend einer Stelle ihrer Körperoberfläche auch nur ganz schwach mit Nadelstichen gereizt, so macht sie stets reflektorische Bewegungen.

Das Charakteristische der Erscheinung liegt darin, dass die Schnecke die Gewalt über alle ihre selbstständigen Bewegungen vollkommen eingebüsst hat, während die Reflexthätigkeit ebenso vollkommen erhalten ist. Drei weitere Schnecken zeigen bei der gleichen Giftmenge genau dieselben Erscheinungen.

Nach etwa 24 Stunden haben sich sämmtliche 4 Schnecken von der Vergiftung erholt; unter andere Schnecken gebracht, sind sie jetzt durch nichts von jenen zu unterscheiden.

2) Einer Schnecke wird in der gleichen Weise eine Pravaz'sche Spritze Brunnenwassers injicirt; dieselbe zeigt danach nicht die geringste Alteration.

Dieser Controlversuch lehrt, dass die Wirkung in Versuch 1) durchaus dem Gifte zuzuschreiben ist.

3) Eine Schnecke erhält vom Rücken her eine Injektion von 5 Mgr. Curare; genau dieselbe Erscheinung wie oben; nach 24 Stunden macht sie noch Reflexbewegungen; erholt sich aber nicht wieder und geht zu Grunde.

Schon nach 24 Stunden lag sie in einer Menge von Flüssigkeit, die wohl aus dem Gehäuse stammte. Die Richtung, nach welcher hin, d. h. nach dem Vorder- oder Hintertheil des Thieres, die Injektion gemacht werde, ist für den Erfolg gleichgültig.

4) Macht man eine Injektion von $2\frac{1}{2}$ Mgr. in die Sohle der Schnecke, so erfolgt dieselbe Erscheinung nicht so momentan, sondern etwa nach einer Minute; im Uebrigen sind die Erscheinungen vollkommen gleich; der Unterschied liegt wesentlich darin, dass sich dieses Individuum schon nach 3 Stunden wieder erholt hatte.

Hr. Prof. O. Nasse, dem ich gesprächsweise diese Resultate mittheilte, bestätigte mir den Erfolg, da er eben zu dieser Zeit Schnecken zu anderen Zwecken curarisirt hatte, und fügte hinzu, dass vom Nerven aus Zuckungen der Muskeln zu beobachten sind.

Ich muss gestehen, dass ich durch diese Thatsache sehr überrascht war; der augenblickliche Gedanke, dass die Erscheinung Folge der Verletzung wäre, wurde durch den oben angeführten Controlversuch sofort widerlegt.

Was die Deutung betrifft, so erschien mir nur eine Möglichkeit gerechtfertigt, nämlich die, dass hier eine fast momentane Lähmung des Centralorgans der willkürlichen Bewegung vorliege. Auffallend bleibt nur die so ausserordentlich rasche Wirkung [1].

Ich habe, so viel ich auch überlegte, keine andere Deutung ausfindig machen können; ich war zu dieser Deutung um so mehr berechtigt, da ich schon bei den Fischen die primäre centrale Wirkung des Giftes habe sehen können; umgekehrt hat diese Wirkung des Giftes auf die Schnecke mich wieder in der Annahme einer primären centralen Lähmung bei den Fischen bestärkt, denn bei ersterer dürfte nach unseren früheren Begriffen eigentlich gar keine Wirkung des Giftes eintreten. Von diesem Gesichtspunkte aus betrachtet, meinte Hr. Prof. Bernstein, dem ich diese Versuche und deren Deutung zeigte und mittheilte, hätte in seinen früheren Muschelversuchen vielleicht ebenfalls eine Wirkung stattgefunden, die er aber zur Zeit nicht hat erkennen können.

Im Golf von Neapel ist eine nackte Seeschnecke sehr gemein, die Aplysia, welche sich ihrer Grösse wegen — sie ist fast Faustgross — zu den vorliegenden Versuchen sehr gut eignet.

Was die normalen Lebenserscheinungen dieser Schnecke betrifft, so zeichnet sich dieselbe durch grosse Munterkeit aus; sie bewegt sich mit grosser Geschwindigkeit in kurzer Zeit durch ein ca. 12 Meter langes Bassin, oder haftet mit grosser Festigkeit an der Glaswand desselben.

5) Wird einer Aplysia von 80 Gr. Gewicht 1 Cgr. Curare vom Rücken her injicirt, so hörte nach kurzer Zeit jede willkürliche Bewegung auf; sie liegt wie leblos da; an die Glaswand des Bassins angedrückt, fällt sie machtlos wieder herab. Dagegen werden Reflexbewegungen ausgeführt. Am nächsten Morgen hat sie sich von der Vergiftung erholt.

6) Einer Aplysia von gleicher Grösse und demselben Fang

---

1) Ich finde jetzt, das Kölliker (a. a. O. S. 30) eine gleiche momentane Wirkung des Curare bei Fröschen gesehen hat, wenn er die Injektion direct in's Blut machte. Vielleicht geschieht hier die Injektion ebenfalls in's Blut, um so mehr, „da bei den Cephalopoden das Blut eine kürzere oder längere Strecke ausserhalb Gefässwandungen frei durch bald engere, bald weitere Lücken des Körperparenchyms circulirt“ (Siebold a. a. O. S. 326).

werden 2 Pravaz'sche Spritzen Süsswasser injicirt; sie ist von dieser Injection in keiner Weise alterirt: sämmtliche Funktionen bestehen ungetrübt fort.

7) Eine Aplysia von 40 Gr. erhält 1 Centigr. Curare; genau dieselbe Wirkung.

Wir haben hier dieselben Vergiftungserscheinungen, wie bei unseren Schnecken, und geben denselben dieselbe Deutung.

Interessant waren die nächsten Versuche an Seesternen. Diese Individuen sind bekanntlich von sehr trägem Naturell; sie liegen stundenlang im Sande, ohne sich auch nur einen Millimeter vom Platze zu bewegen. Eine Wirkung an ihnen konnte man aber nach den bisherigen Erfahrungen an den Schnecken, nur an der Alteration etwaiger subjectiver Lebensäusserungen wahrnehmen; aber welches sind solche Aeusserungen und wie sie finden? Durchschneidungen, die ich zu diesem Zwecke machte, hatten gar keine Veränderungen in ihrem gewöhnlichen Verhalten zur Folge. Eine einfache Beobachtung indess versprach mir einen Erfolg.

Kehrt man nämlich einen Seestern so um, dass er auf den Rücken zu liegen kommt, so wendet er sich allmählich mit staunenswerther Geschicklichkeit wieder auf die Bauchseite um; ich habe diese Procedur bei demselben Seestern wiederholt ausgeführt: es erfolgt stets dieselbe geschickte allmähliche Drehung, er scheint gar nicht zu ermüden; ebenso habe ich diesen Vorgang bei vielen Exemplaren durchgeführt stets mit demselben Erfolg. Diese Thätigkeit betrachtete ich als subjektive Lebensäusserung, und hier konnte der Angriffspunkt für das Curare liegen. In wie weit meinen Vermuthungen entsprochen wurde, zeigen die nächsten Versuche.

8) Ein Seestern von 128 Gr. Gewicht erhält 10 h. 56 M. 5 Mgr. Curare in sein Centrum von der Bauchseite her injicirt; 11 h. 6 M. vermag er sich, auf den Rücken gelegt, wie gewöhnlich umzuwenden. Um 11 h. 45 M. eine neue Injektion von 5 Mgr. vom Rücken her; um 12 h. kann er seine natürliche Lage wieder einnehmen; 3 h. — in der Zwischenzeit war keine Prüfung gemacht worden — wird er auf den Rücken gelegt, aus welcher Lage er sich nicht wieder auf die Bauchseite umzukehren vermag. Im Uebrigen verhält er sich ganz normal: all' die kleinen Füsschen bewegen sich ebenso prompt und geschwind, wie zuvor.

9) Ein Seestern von 117 Gr. erhält 11 h. 22 M. 1 Cgr. Curare; 11 h. 32 M. wird er auf den Rücken gelegt, kehrt sich bald in gewohnter Weise um; 11 h. 55 M. vermag er sich nicht wieder

in seine natürliche Lage umzuwenden; um 2 h. 55 M. wird er noch auf dem Rücken liegend vorgefunden.

10) Zur Controle, ob die Wirkung vielleicht Folge der Verletzung ist, werden einem Seestern von 118 Gr. um 11 h. 20 M. 2 Pravaz'sche Spritzen von 70% Alkohol injicirt; um 11 h. 30 M. und 11 h. 55 M., zu einer Zeit, wo der curarisirte Seestern die Herrschaft über sich verloren hat, verlässt dieser immer noch die Rückenlage, um seine natürliche Lage einzunehmen.

Ob sich die Seesterne von der Vergiftung erholt haben, habe ich nicht beobachtet.

Diese Versuche lehren, dass Curare auf Seesterne in gleicher Weise wirkt, wie auf die Schnecken; in der Weise nämlich, dass es die willkürlichen Bewegungen des Individuums aufhebt, was nicht anders zu verstehen, als dass die dieser Funktion vorstehenden Gangliengruppen gelähmt werden. Vor einer etwaigen Täuschung schützt uns zur Genüge, meine ich, einmal die Analogie mit den Schnecken und zweitens der mit 70% Alkohol angestellte Controlversuch.

Ein weiterer Versuch mag auch hier noch weiter die Abhängigkeit der Wirkung von der Dose illustriren und dient gleichzeitig als Controlversuch a fortiori.

11) Ein Seestern von 118 Gr. Gewicht erhält 11 h. 55 M. 5 Mgr. Curare; bis um 5 h. Nachmittag ist noch keine Wirkung zu beobachten.

Ich bin noch weiter in das Reich der Wirbellosen hinabgestiegen und versuchte mein Gift an den Holothurien. Unter diesen zeichnet sich besonders die Holothuria regalis nigra durch grössere Lebhaftigkeit aus: dieselbe kriecht wie eine grosse Raupe sehr hurtig auf dem Sande des Wasserbassins umher. Ich konnte an dieser genau dieselbe Erscheinung nach der Curareinjektion beobachten: es hört jede willkürliche Bewegung auf; ebenso konnte sie auf den Rücken gelegt werden, ohne sich umzuwenden.

Besonders interessant erschien es mir noch, zu beobachten, wie sich etwa die Medusen gegen das Gift verhalten würden. Der Golf liefert sehr zahlreich und in mannigfachen Grössen die Gattung Cassiopeja borbonica. Wenn aber die Schwierigkeiten in den bisher behandelten Wirbellosen schon gross waren, so war die Beurtheilung einer etwaigen Giftwirkung bei der Meduse noch bei weitem schwieriger. Was soll man als Willensäusserung nehmen? Hat sie überhaupt eine solche? In einem Glasgefäss mit Seewasser hatte ich ein kleines Exemplar einer Meduse zur Beobachtung; ich sah, wie sie die Peripherie ihres Hutes rhythmisch bewegte, wie diese rhythmischen Bewegungen aber in gewissen Perioden cessirten. Graphisch würde sich der Vorgang in folgender Weise gestalten:

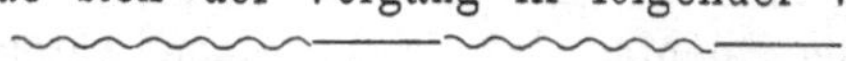

Ich hoffte bei dieser Beobachtung anschliessen zu können.

Ich injicirte dieser Meduse in ihren Hut 5 Mgr. Curare und setzte sie zugleich aus dem Glase in das grosse Bassin. Während der folgenden 2 Stunden, in denen ich unausgesetzt die Bewegungen des Thieres beobachtete, habe ich keinen Augenblick die rhythmischen Bewegungen aufhören sehen. Der Vorgang hatte sich also, graphisch dargestellt, in folgender Weise geändert:

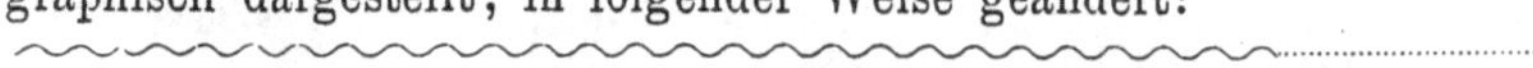

Das wäre also die Wirkung des Curare auf eine Meduse.

Zu Controlbeobachtungen begab ich mich hinunter ins Aquarium und konnte hier sehen, dass der normale Zustand dieser Individuen sich gerade dadurch auszeichnet, dass diese rhythmischen Bewegungen nicht cessiren; es ist vielmehr ein Zeichen von Schwäche, wenn diese periodischen Unterbrechungen eintreten. Wenn mein Versuchsindividuum nach der Curarisirung vollere Vitalität zeigte, so lag das wahrscheinlich daran, dass es durch die Translocation in das grosse Bassin unter günstigere Lebensbedingungen gekommen war.

Diese centrale Wirkung besteht hier offenbar in einer Lähmung der in den Ganglien befindlichen Ganglienzellen, aus denen allein bei den Wirbellosen das nervöse Centralorgan besteht. Hierbei annehmen zu wollen, dass es nicht die Ganglien sind, welche gelähmt werden, sondern die die Ganglien verbindenden Commissurfäden, wäre vollkommen unnatürlich, da im ganzen Körper die Lähmung irgend einer Nervenfaser an keiner Stelle erwiesen ist. Diese hier zur Gewissheit gewordene Lähmung von Ganglienzellen durch das Curare macht es auch sehr wahrscheinlich, dass es sich bei den Funktionsstörungen, die durch Curare im centralen Nervensystem und dem Herzen der Wirbelthiere hervorgerufen werden, ihren Grund haben in der Lähmung der betreffenden Ganglienzellen; ein Schluss, der bisher nicht gemacht worden ist und nicht gemacht werden konnte.

IX. Dosirung des Curare.

Da das Curare keine krystallinische Substanz ist, so bleibt eine genaue Dosirung vor der Hand noch ein frommer Wunsch. Doch kann man bei Vergleichen sehen, dass die Giftsorten, deren sich Cl. Bernard, Kölliker, v. Bezold, Kühne, Bidder und ich selbst mich bedient habe, im Allgemeinen ziemlich gleich wirksam sind; die Differenzen sind nicht so gross, als dass man sie nicht im Grenzwerthe aufnehmen könnte. In diesem Sinne wären die folgenden Zahlenangaben zu verstehen. Augenblicklich sind mir als beste Curaresorten bekannt das Curare aus der Schweizerapotheke des Hrn. Riedel in Berlin, und aus der Droguerie von Brückner, Lampe & Comp. in Leipzig. Kann man über grosse Mengen von Curare verfügen, so bereitet man es wohl am besten in der Weise vor, wie ich es in Leipzig bei Herrn Prof. Ludwig gesehen habe. Der Inhalt einer ganzen Calabasse wird in heissem Wasser aufgelöst, filtrirt, das Filtrat bis zur Syrupconsistenz eingedampft nochmals gelöst, wieder eingedickt und davon einzelne Portionen zum Gebrauche aufgelöst. Man hat damit zugleich ein ziemlich konstantes Präparat.

Bei kleineren Mengen pflege ich 0,5 Grm. abzuwägen, fein zu pulverisiren und in 10 C. C. Wasser zu lösen, stelle also eine 5% Lösung dar; von der Lösung, welche filtrirt oder nur abgegossen wird, sodass die unlöslichen Theile auf dem Boden zurückbleiben, wird mittelst einer Pipette 1 C. C. abgehoben, mit 9 C. C. Wasser versetzt, also eine 0,5% Lösung hergestellt; man kann sich dieser beiden Lösungen einerseits für Hunde und Kaninchen, andrerseits für Kaninchen und Frösche bedienen. —

Im Allgemeinen hängt die Grösse der wirksamen Dose von der Grösse des Körpergewichtes ab, doch ist sie nicht proportional dem Gewichte, sondern es wächst das wirksame Princip rascher, als das Gewicht, sodass also ein Thier von 10 Klgr. nicht 10 Mal soviel braucht, als ein Thier von 1 Klgrm.

Kölliker vergiftete Frösche mit 0,0001—0,0004 Grm. nach 3 und 4 Minuten begann die Lähmung. Nach Kühne reichen 0,00002 Grm. aus, um einen Frosch zu tödten, 0,001 Grm. ist seine Maximaldose; ebenso genügte bei Bidder 0,00002 Grm., um einen Frosch bewegungslos zu machen; bei 0,004 Grm. war bei Fröschen der Vagus noch nicht gelähmt, ebensowenig war er sofort bei 0,008 Grm. gelähmt, doch erlag er sofort einer Dose von 0,015—0,020 Grm. Von der Vergiftung können sich Frösche erholen, wenn ihnen Bidder $^1/_{40}$—$^1/_{50}$ Mgrm. subkutan injizirt hatte, sie starben dagegen ausnahmlos nach Injektion vom 0,0005 Grm. Kaninchen bedürfen bei subkutaner Injektion nach Bidder 0,003 Grm., nach Voisin und

Liouville 0,003—0,007, meine Versuche geben dieselbe Dose an. Bei einem Hunde genügen nach Bidder 0,006—0,008 Grm. zur Lähmung; unser Curare scheint schwächer zu wirken, man bedarf davon wenigstens 0,005—0,02 Grm. entsprechend der Grösse des Thieres. — Bei direkter Injektion in's Blut bedarf man nur geringerer Dosen; so sah Kölliker, der einem Frosche eine Lösung von $^1/_{11600}$ Curare in geringer Menge in die Bauchvene eingespritzt hatte, die Wirkung sofort eintreten; ein Kaninchen, das ebenso 0,01 Grm. Curare erhalten hatte, war in 10 Sekunden todt. Nach Bidder genügen schon 0,002 Grm. in die Jugularvenen gespritzt zur völligen Lähmung; unsern eigenen Erfahrungen gemäss würden 0,002—0,004 Grm. zur Lähmung genügen. Bei einem jungen Hunde von 2½ Klgrm. genügten nach Bidder 0,002 Grm. in die Vene, um ihn zu lähmen, doch bleibt der Vagus selbst bei 0,008 Grm. noch nach 40 Minuten erregbar; bei grösseren Hunden bedarf man 0,008—0,015 Grm., bei direkter Injection in's Blut, zur Vergiftung.

X. Wirkung beim Menschen.

Systematische Untersuchungen über die Wirkung des Curare beim Menschen haben die Hrn. Voisin u. Liouville in Paris angestellt[1]); dieselben hatten es Epileptikern subkutan, durch den Mund oder durch das Rectum beigebracht; bei $^2/_{10}$ Milligrm. subkutan sahen sie gar keine Wirkung, weshalb diese Dosen, zwei Mal täglich um dieselbe Menge oder um 1 Milligrm erhöht wurde; als sie bei 60—70 Milligrm. angekommen waren, vermehrten sie die Quantität jedesmal um ½—1 Centigr. und konnten so bis zu 18 Centigrm. aufsteigen; von der Mundhöhle und dem Rectum aus wurden schliesslich 40 Centigr. vertragen. (Diese grossen Dosen von vornherein zu geben, wäre bedenklich, da wir oben aufmerksam gemacht haben, dass Kaninchen und Hunde sich an das Gift gewöhnen). Die Wirkung hinreichender Dosen war folgende: der Puls war kräftiger, frequenter und während mehrerer Stunden dichroitisch geworden; es brach Schweiss aus, die Achselhöhlentemperatur nahm um 1—2° und darüber zu, während die Respirationszahl um 7—8 Respirationen stieg; die Harnsekretion nimmt zu, derselbe ist ganz hell und enthält Zucker. Traten intensivere Erscheinungen auf, so hat man das vollste Bild eines Fiebers: Störungen der Cirkulation, der Respiration, der Temperatur und der Bewegung,

1) Etudes sur le curare. Paris, Victor Masson et fils 1866.

ferner interessante Gehirn- und Gesichtserscheinungen. Die Kranken haben einen Schüttelfrost und Zähneklappern, Zittern des ganzen Körpers, kleinen und beschleunigten Puls, Angstgefühl, stöhnende Athmung, Erhöhung der Temperatur und in einem Falle Doppelsehen. Sehr bald tritt die Bewegungsstörung auf; die Kranken sind unfähig, ihre Beine zu heben, sie bekommen intensiven Kopfschmerz und eine ausserordentliche Schlafsucht.

Die letzte Beobachtung hat für uns noch ein besonderes Interesse, indem sie darauf hinweist, was wir für die übrigen Individuen schon ausgesprochen haben, dass das Curare auch das Grosshirn angreift.

Seiner Verwendung in der Therapie fehlt vor der Hand jede Indication, da die wesentlichen Erscheinungen doch periphere sind und die centralen Einwirkungen durch andere, ungefährliche Körper erreicht werden können; endlich noch die Unsicherheit der Dosirung.

Druck von Hundertstund & Pries in Leipzig.

LEIPZIG,
DRUCK VON HUNDERTSTUND & PRIES.